视力残疾常见病的防治与康复

主　编　颜　华　毛春洁　韩　琪

副主编　孟祥达　刘媛媛

编　委　（以姓氏笔画为序）

于金国　毛春洁　由彩云

刘媛媛　孙智勇　杨文慧

张静楷　陈　松　孟祥达

姚宝群　韩　琪　赫天耕

颜　华

科学出版社

北　京

内 容 简 介

　　本手册主要介绍常见视力残疾眼病的诊治及视力残疾康复工作与保健等，具体内容包括我国视力残疾的现况及成就、常见视力残疾眼病的诊断和防治措施、视力残疾的康复工作以及营养膳食与眼病等。本手册是天津医科大学总医院眼科医务工作者多年临床经验总结，携带方便，图文并茂，内容简明扼要，实用性强，具有普遍的指导意义。

　　本手册可供眼科医生、基层全科医生及从事低视力康复工作人员在工作中查阅和参考。

图书在版编目（CIP）数据

视力残疾常见病的防治与康复/颜华，毛春洁，韩琪主编 . —北京：科学出版社，2022.9

ISBN 978-7-03-073040-4

Ⅰ.①视…　Ⅱ.①颜…②毛…③韩…　Ⅲ.①视觉障碍–诊疗②视觉障碍–康复训练　Ⅳ.①R774②R777.409

中国版本图书馆 CIP 数据核字（2022）第 158343 号

责任编辑：王锞韫/责任校对：宁辉彩
责任印制：李　彤/封面设计：陈　敬

科学出版社 出版
北京东黄城根北街 16 号
邮政编码：100717
http://www.sciencep.com
固安县铭成印刷有限公司 印刷
科学出版社发行　各地新华书店经销

*

2022 年 9 月第　一　版　开本：720×1000 1/16
2023 年 2 月第二次印刷　印张：7 1/2
字数：151 000
定价：**69.80 元**
（如有印装质量问题，我社负责调换）

前　言

　　眼健康是国民健康的重要组成部分，涉及全年龄段人群全生命周期。视力残疾严重影响人民群众身心健康和生活质量，加重家庭和社会负担，是涉及民生福祉的公共卫生问题和社会问题。我国仍是世界上盲和视觉损伤患者较多的国家之一，随着经济社会发展及人口老龄化进程加剧，人民群众对眼健康有了更高的需求。

　　很多眼病会导致视力残疾，对导致视力残疾眼病，特别是常见病的诊断、防治及康复工作是眼科医生必须掌握的内容之一。近几十年来，随着公共卫生水平的提高、医疗水平的进步和国家对眼健康的重视，我国主要致盲性眼病已由传染性眼病转变为以近视性视网膜病变、青光眼、糖尿病视网膜病变等为主的眼病。为了提高广大人民群众和基层医务工作者对视力残疾眼病的认识，我们结合多年临床实践工作经验，撰写了这本《视力残疾常见病的防治与康复》。

　　本书采用手册形式，携带方便、实用性强，对我国视力残疾研究的现况及成就、常见视力残疾眼病的诊断和防治措施、视力残疾的康复工作以及营养膳食与眼病等内容进行介绍。

　　尽管我们组织了具有丰富临床经验的医师共同编写此书，但难免存在不足之处和问题，欢迎使用本书的各位同道、朋友批评指正。

颜　华

2022 年 2 月

目　　录

第一章　视力残疾概述

一、视力残疾的基本概念

1. 视力　是指视网膜分辨影像的能力。视力分为中心视力和周边视力。中心视力可反映视网膜黄斑部中心凹的功能，是人眼识别外界物体形态、大小的能力。周边视力也就是我们常说的视野。

不同年龄段视力状态是不一样的。0～2个月婴儿只能对光照产生简单的注视和跟随反应，瞳孔会在光照时缩小。2～6个月婴儿会产生比较准确的注视和眼球追随运动，可以对熟悉的物像有明确的反应。幼儿（6个月～2岁）的注视能力更精确，开始注视并触及感兴趣的物体，眼球跟随物体运动也更加准确而平稳。3岁儿童的视力正常参考值下限为0.5，4～5岁为0.6，6～7岁为0.7，7岁以上为0.8～1.0。

2. 视力残疾　是指由于各种原因导致的双眼视力低下并且不能矫正或视野缩小，以致影响日常生活和社会参与。视力残疾包括盲及低视力。

3. 视力残疾的诊断标准　由于世界各国的经济发展状况不同，长期以来各国采用的评价盲和低视力的标准和方法也不一致，这对视力残疾的流行病学研究、防盲治盲工作的开展和国际学术交流造成困难，因此1973年世界卫生组织（WHO）提出了视力残疾的分级标准（表1-1）。

表 1-1　WHO 视力残疾分级标准（1973 年）

类别	级别	最佳矫正视力
低视力	1	0.1～0.3
	2	0.05（3m 指数）～0.1
盲	3	0.02（1m 指数）～0.05
	4	光感～0.02
	5	无光感

注：中心视力较好，但视野较小，以注视点为中心，视野半径＜10°且＞5°者，为3级盲；视野半径＜5°者为4级盲。

然而随着全球视力残疾致病谱的变化，未矫正的屈光不正也是视力损伤的重要原因，而检查时测得的最佳矫正视力并不能反映日常生活和工作的实际状况。因此，2009年WHO对视力损伤的分类进行修改，主要以日常生活远视力来代替最佳矫正视力并放弃"低视力"这个术语（表1-2）。

表 1-2　WHO 视力损伤分类（2009 年）

视力损伤类别	日常生活远视力
0 级 无或轻度视力损伤	≥ 0.3（6/18）
1 级 中度视力损伤	0.1（6/60）～ 0.3（6/18）
2 级 重度视力损伤	0.05（3/60）～ 0.1（6/60）
3 级 盲	0.02（1/60，指数 /1m）～ 0.05（3/60）
4 级 盲	光感～ 0.02（1/60，指数 /1m）
5 级 盲	无光感
9 级	不能确定

我国在 1987 年进行第一次全国残疾人抽样调查时，根据我国国情制定了视力残疾评定标准（表 1-3）。

表 1-3　第一次全国残疾人抽样调查视力残疾评定标准（1987 年）

类别	级别	最佳矫正视力
盲	一级盲	无光感～ 0.02；或视野半径＜ 5°
	二级盲	0.02 ～ 0.05；或视野半径＜ 10°
低视力	一级低视力	0.05 ～ 0.1
	二级低视力	0.1 ～ 0.3

2006 年第二次全国残疾人抽样调查时重新制定了视力残疾评定标准，新的评定标准充分考虑了对理解与交流、社会活动参与的评定，体现了国际功能、健康和残疾分类原则，同时也考虑了视力残疾程度和康复手段的对应关系（表 1-4）。

表 1-4　第二次全国残疾人抽样调查视力残疾评定标准（2006 年）

类别	级别	最佳矫正视力
盲	一级	无光感～ 0.02；或视野半径＜ 5°
	二级	0.02 ～ 0.05；或视野半径＜ 10°
低视力	三级	0.05 ～ 0.1
	四级	0.1 ～ 0.3

注：①盲或低视力均针对双眼而言，若双眼视力不同，则以视力较好的一眼为准。如仅有单眼为盲或低视力，而另一眼的视力达到或优于 0.3，则不属于视力残疾范畴。②最佳矫正视力是指适当镜片矫正所能达到的最好视力或针孔视力。③以注视点为中心，视野半径＜ 10° 者，不论其视力如何均属于盲。

二、我国视力残疾的基本情况

1. 我国视力残疾防控情况　我国《全国防盲治盲规划（2006—2010 年）》指出，我国现有盲人约 500 万，低视力者约 7100 万，是世界上盲和视力损伤严重的国家之一。在我国每年会出现新盲人约 45 万，低视力者 135 万，平均每分钟就会出现一个盲人和 3 个低视力者。随着经济社会的发展、人口的增加及老龄化，新发盲人数也不断增加，我国防盲治盲工作面临巨大挑战。目前，我国防盲治盲工作存在着经费投入不足、人才缺乏且分布不平衡、眼科基层服务能力和水平较低、初级眼科保健工作薄弱、信息系统不完善、群众防盲意识弱等问题。视力损伤已成为我国严重的公共卫生问题，开展视力残疾的防治工作，形势严峻而紧迫。

2. 我国视力残疾的常见眼病　我国分别于 1987 年和 2006 年进行全国残疾人抽样调查。两次间隔的时间也是国家快速发展、人民生活水平快速提高的 19 年。通过两次抽样调查，能够看到经济发展和生活水平提高对视力残疾疾病谱和发病率的改变。

1987 年第一次全国残疾人抽样调查发现视力残疾患者 15 923 例，患病率为 1.01%。结果盲 6826 例（42.87%）、低视力 9097 例（57.13%）。视力残疾中眼病占比依次为：白内障 46.07%、角膜病 11.44%、沙眼 10.12%、屈光不正及弱视 9.73%、脉络膜视网膜病变 5.89%、青光眼 5.11%；其中老年人（> 60 岁）病因依次为：白内障、沙眼、角膜病及青光眼；< 14 岁儿童的病因依次为：先天遗传性眼病、屈光不正 / 弱视、角膜病、视神经病变及视网膜脉络膜病、先天性白内障、青光眼、外伤等其他眼病。

2006 年第二次全国残疾人抽样调查发现视力残疾 23 840 人，患病率为 1.53%。导致视力残疾的主要原因是：白内障（56.7%）、视网膜和葡萄膜病变（14.1%）、角膜病（10.3%）、屈光不正（7.2%）、青光眼（6.6%）。60 岁及以上的老年人视力残疾占 68%。随着我国人口增加、老龄化加剧，视力残疾的数量仍然在增加。

两次抽样调查期间，视力残疾人数增加了 49.7%，因此我国视力残疾防治面临巨大挑战。

3. 我国防盲工作的挑战　白内障是我国的主要致盲原因，白内障患者约占盲人总数的一半。虽然我国积极开展防盲治盲项目和白内障复明工程，且成绩显著，但是与国际仍存在较大差距。国际防盲界和眼科界对各国的白内障手术率（cataract surgical rate，CSR）十分重视，其是衡量一个国家白内障复明工作的主要指标。CSR 是指每年每百万人群中完成的白内障手术数。目前发达国家如美国、日本等达到 9000/100 万左右。WHO 为亚洲制定的目标是 CSR 达到 3000/100 万。21 世纪初期，我国经过积极努力，2010 年的 CSR 达到 915/100 万，与 2000 年相比有了成倍增加。近年来，我国 CSR 逐年提高，2018 年屈光性白内障手术新进展国际会议公布，中国 CSR 已从 1988 年的 83/100 万提高到 2017 年的 2205/100 万，提前实现"十三五"全国眼健康规划目标，标志着我国防盲治盲水平显著提升。

4. 我国常见视力残疾疾病谱变化　通过两次调查可见，视力残疾的疾病谱也在发生改变，视网膜和葡萄膜病变在明显上升，而沙眼已不是常见导致视力残疾的眼病。

与全球其他国家盲情（1988 ～ 2008 年）[白内障 39%，屈光不正 18%，视网膜病 11%（年龄相关性黄斑变性 7%、糖尿病视网膜病变 4%），青光眼 10%，角膜瘢痕 4%，儿童盲 3%，沙眼 3%，其他眼病 12%] 相比，我国以白内障、视网膜和葡萄膜病变为主要致残眼病，但屈光不正、角膜病、青光眼的比例有所不同，而沙眼在国内外均不是常见的致残眼病。

第二章　视力残疾常见病及防治措施

第一节　先天/遗传性眼病

一、概　述

遗传病是指人类生殖细胞或受精卵内的遗传物质（基因、染色体）发生改变所引起的疾病。遗传病往往是先天性的，但也有迟发性的，所以遗传病不一定在出生时就能表现出症状。遗传病往往呈家族性发病，但也有散发的。

先天性疾病是指人出生后即表现出来的疾病，往往由遗传引起，但也有其他原因所致，如感染、外伤等，所以先天性疾病不是遗传病的同义词。

眼科常见的先天/遗传性疾病有先天性白内障、先天性青光眼、其他先天性眼球发育异常等。

二、先天性白内障

1. 定义及分类　先天性白内障是指由于各种因素导致在孕期和胎儿期晶状体发育受到影响，患儿在出生后第一年发生晶状体部分或全部混浊，称为先天性白内障。先天性白内障是一种较常见的儿童眼病，其严重影响婴幼儿视功能发育。先天性白内障是家族遗传性的或是散发的，为单眼或双眼。

先天性白内障有许多种类型，比较常见的类型有：

（1）全白内障：晶状体全部或近全部混浊，检查可见瞳孔区晶状体呈致密白色混浊，对患儿视力影响明显，多为双眼。常染色体显性遗传多见。

（2）膜性白内障：完全混浊的晶状体纤维逐渐被吸收，最后前后囊膜相贴附，形成膜性白内障。检查可见瞳孔区灰白色硬膜，表面不规则。单眼或双眼患病，对视力影响极大。

（3）核性白内障：是最常见的先天性白内障类型之一，约占先天性白内障的25%。晶状体胚胎核和胎儿核呈致密的白色混浊，混浊范围直径可达 4～5mm，混浊的部位位于中心，完全遮挡瞳孔区，因此对视力影响明显。多为双眼发病，有些还合并其他先天性眼部异常，如虹膜缺损。通常为常染色体显性遗传。

（4）绕核性白内障：较常见，约占先天性白内障的40%。双眼发病，混浊位于核周围的层间，细点状混浊呈向心性排列，因此对视力无明显影响。双眼受累，多为常染色体显性遗传。

（5）中央粉尘状白内障：胚胎核白色颗粒状或粉尘状、细小白点状混浊，呈盘状或环状。双眼发病，病变多为静止。对视力影响不大。

（6）前极性白内障：比较多见，晶状体前囊膜中央局限性白色圆盘状混浊，混浊范围大小不一，双眼患病，一般静止。如范围较小对视力无明显影响。

（7）后极性白内障：比较少见，后极性白内障与胚胎发育中的永存玻璃体动脉有关，常伴有后囊膜发育异常，表现为后囊膜中央区局限性混浊，边缘不齐，形状不一，对视力影响较前极性白内障严重。

（8）缝性白内障：沿着胚胎核"Y"字缝形成白色或浅蓝色斑点状混浊，所以呈三叉外观。双眼发病，病变静止，对视力影响不大，常有家族史。

（9）点状白内障：小圆点状混浊散在分布于晶状体皮质或核区域，呈白色、蓝绿色或淡褐色。病变静止，不影响视力。

（10）珊瑚状白内障：比较少见，混浊位于晶状体中央，并形成圆形或杆状混浊向周围呈放射状分布，因混浊累及中央的晶状体核，所以对视力有一定影响。病变静止，多有家族史，为常染色体显性遗传或隐性遗传。

（11）花冠状白内障：较常见，晶状体混浊呈斑点状，位于周边部前后皮质的不同层次，环绕中央区，形似花冠。病变静止，一般不影响视力。

（12）盘状白内障：晶状体胚胎核缺如，中央盘状混浊，周围有透明的皮质围绕。

2. 先天性白内障的临床表现及合并症状　许多先天性白内障患儿，是家长首先发现自己的孩子出现眼球震颤、斜视、白瞳症等表现，到医院就诊后诊断为先天性白内障。

（1）眼球震颤：由于先天性白内障使患儿视力受影响，形成视觉剥夺，不能固视，故出现摆动性、搜寻性眼球震颤。一般合并眼球震颤的先天性白内障患儿术后视力恢复有限。

（2）斜视：单眼先天性白内障有一半以上出现斜视，双眼先天性白内障的斜视发生率也近50%。并且斜视常是患儿先天性白内障的首诊表现。

（3）白瞳症：很多先天性白内障患儿以白瞳症的表现首诊，因此对于白瞳症的患儿除了先天性白内障外，还要与永存增生原始玻璃体、视网膜母细胞瘤、外层渗出性视网膜炎、先天性弓形虫病等鉴别。

（4）先天性白内障伴有的其他眼部异常

1）先天性小眼球：先天性白内障合并先天性小眼球的患儿常合并严重弱视，即使行白内障手术，视力恢复也不理想。

2）虹膜脉络膜发育异常：先天性白内障可以合并虹膜和（或）脉络膜缺损，缺损常见于下方，少数患者合并无虹膜。有的患者合并虹膜瞳孔扩大肌发育不良，使用散瞳剂后瞳孔不易散大，因此给检查及手术带来困难。

3）永存玻璃体动脉：后极性白内障可以合并永存玻璃体动脉，在后极性白内障手术中可以发现后极混浊与残留的永存玻璃体动脉相连，术前检查时 B 超可以显示永存玻璃体动脉。

4）其他异常：先天性白内障除合并上述异常外，还可以合并先天性小角膜、先天性大角膜、圆锥角膜、晶状体脱位、近视性脉络膜视网膜病变、黄斑营养不良、Leber 先天性黑矇等。

3. 先天性白内障的治疗　先天性白内障的治疗较成人白内障治疗更加复杂，其治疗不同于成人白内障，绝不是成人白内障治疗的缩小版，因为患者多为婴幼儿，所以在治疗白内障的同时更要关注患儿视功能的发育及恢复、眼球发育特点、眼球结构的特殊性、婴幼儿对治疗的特殊反应、长期随访的依从性及家长在治疗中配合的重要性。

（1）白内障治疗目的：恢复患者的视力，由于先天性白内障有不同的类型，对患者视力的影响程度、是否进展、单眼还是双眼等诸多因素不同，以及是否合并其他眼部及全身异常，在选择治疗方法时这些因素均在考虑范围之中。治疗主要包括保守治疗和手术治疗。

（2）保守治疗的适应证：双眼不完全白内障视力在 0.3 以上。对于 3 岁以下儿童常无法查视力，如果白内障位于中央，但通过混浊周边的透亮区能见到眼底；患者有固视反射；对外界环境反应能力良好。可以考虑保守治疗。

保守治疗的方法：散瞳剂散瞳，如阿托品或托吡卡胺。但近年人们发现，散瞳剂引起的调节麻痹阻碍了视力的发育，所以对于保守治疗与手术治疗的选择要综合考虑。

（3）先天性白内障手术的适应证：选择要结合患者晶状体混浊的部位、混浊的严重程度、混浊的范围大小、晶状体混浊对视力的影响、手术给患者带来的益处是否大于白内障对患者视力的影响、患者全身情况及其他合并的眼部异常等因素进行综合判定。3 岁以下患儿视力可通过检查其视觉固视反射、视觉电生理、对外界环境的反应能力来综合判定。如果晶状体致密的混浊区直径大于3mm，且混浊部位接近晶状体后极，已无法进行眼底检查或验光的先天性白内障患儿；对侧眼已行手术治疗的双眼先天性白内障患儿；已出现斜视或伴有眼球震颤等并发症的先天性白内障患儿，均应在全身条件允许的情况下尽早施行白内障手术。

由于婴幼儿处于视觉发育的关键期，尤其 3 岁以前是最为关键时期，视觉发育过程可以持续到 8 岁。白内障造成的视觉剥夺将导致患儿终身弱视，如果没有及时进行手术治疗，错过最佳手术时机，今后即便施行白内障手术，术后视力也难以恢复。因此，白内障手术时机的选择对于先天性白内障患儿很重要，原则是如果患儿身体条件允许，越早做越好，特别是单眼先天性白内障患儿。双眼患儿的第二只眼应在第一只眼手术后 2 ～ 7 天进行手术。

目前，公认治疗先天性白内障理想的手术方法是：白内障超声乳化吸除术、联合后囊膜切开或后囊膜切开加前部玻璃体切割术、一期或二期囊袋内人工晶状体植入术。

提示：手术难点及注意事项：①先天性白内障患儿眼球壁发育不成熟，切口自闭性较差，术中易发生虹膜脱出，术毕切口自闭较差，需行切口缝合；②前囊膜弹性较大，连续环行撕囊方向不易掌控，易向周边撕裂；③后极性白内障常合并后囊膜发育异常，后极混浊与永存玻璃体动脉相连，术前要有预判；④由于儿童晶状体上皮细胞增生活跃，术后炎症反应较重，术后后囊膜混浊发生率极高，因此年龄越小的患儿越需术中联合后囊膜切开及前部玻璃体切割；⑤人工晶状体务必确认植入于囊袋内，避免人工晶状体非对称植入造成二期再次手术。

（4）人工晶状体的选择：人工晶状体的作用是矫正白内障术后无晶状体眼的远视状况，但是由于先天性白内障多为婴幼儿患者，婴幼儿白内障术后炎症反应与成人不同，眼球正处于发育阶段，对于儿童人工晶状体植入仍有较大争议。目前，形成的共识是单眼患者1岁可以考虑植入人工晶状体，双眼患者2岁可以考虑植入人工晶状体，残余的屈光不正可用角膜接触镜或框架眼镜弥补。

（提示：如何确定目标屈光度）

进行人工晶状体度数计算时，目标屈光度的确定很重要，因为患儿各年龄段眼球发育的状况不尽相同，人工晶状体植入术后近期的屈光状况与术后远期的屈光状况差异较大，近视漂移程度差异较大，所以不同年龄段选择植入人工晶状体的目标屈光度不同。谢立信、黄钰森教授建议术后早期应保留的屈光度数为：2～3岁，+1.00～+2.00D；4～5岁，0.00～+1.00D；6～7岁，0.00～–1.00D；8岁及以上，–1.00D。也有学者提出预留屈光度数为：2岁以下，+4.00D；2～4岁，+3.00D；4～6岁，+2.00D；6～8岁，+1.00D；8岁以上，足矫。应注意避免屈光参差。

（5）术后处理及注意事项：先天性白内障术后处理需紧扣患儿眼部术后反应的情况，酌情应变。抗生素联合糖皮质激素滴眼液的使用频次及时间依据眼部反应需适当增加及延长；睡前涂抗生素联合糖皮质激素眼膏；联合非甾体抗炎药局部使用。注意使用眼盾保护术眼；术后早期及远期随诊很重要，及时发现迟发的炎症反应及眼压变化，尤其对于眼压等需终身随访；每3个月进行一次验光，及早矫正残余屈光不正；对弱视应予以早期干预治疗。

（6）并发症及处理

1）葡萄膜炎：是儿童白内障术后最常见的并发症之一，其炎症反应较成人强烈，常形成前房内纤维素性渗出、虹膜后粘连、瞳孔区机化膜形成、人工晶状体后机化膜出现，甚至导致继发性青光眼、人工晶状体异位及人工晶状体瞳孔夹持。处理方法包括全身及局部应用糖皮质激素，对于已经机化不能吸收的机化膜，可行Nd：YAG激光后囊膜/机化膜切开治疗。

2）后发性白内障：是儿童白内障术后最常见的并发症，发病率极高，甚至高达100%。虽然术中行后囊膜环行撕囊联合前部玻璃体切割对后发性白内障的发生有一定的阻止作用，但无法完全避免，一旦发生后发性白内障将导致患儿视力再次减退，甚至比术前视力更差，所以及时治疗后发性白内障很重要，可避免患儿弱视发展加重。处理方法包括 Nd：YAG 激光后囊膜／机化膜切开术，手术切除后囊膜／机化膜。

3）人工晶状体异位、偏心、瞳孔夹持：人工晶状体异位、偏心、瞳孔夹持与术后葡萄膜炎，虹膜后粘连及人工晶状体非对称植入有关。一旦发现人工晶状体瞳孔夹持，应使用散瞳剂拉开虹膜粘连，待夹持解除，人工晶状体回复囊袋后，随即仰卧位缩瞳；人工晶状体异位如为轻度，不须处理；严重的人工晶状体异位及不能保守治疗复位的人工晶状体瞳孔夹持应考虑二次手术治疗。

4）继发性青光眼：继发性青光眼是儿童白内障术后较常见的并发症，其对视功能的损害不亚于白内障本身，由于随访的依从性，术后远期发生的继发性青光眼易被漏诊，造成不可逆的视功能损害。因此，儿童白内障术后必须终身随访眼压。治疗详见本章第四节。

5）其他并发症：角膜水肿、眼内炎、视网膜脱离、眼球萎缩等。

4. 先天性白内障术后视功能训练与康复　先天性白内障患儿，手术后应尽早进行视功能训练与康复，因为改善及增进视力是白内障治疗的最终目的。应遵医嘱定期验光，一般每 3 个月进行一次验光，及早矫正残余屈光不正，并对弱视予以早期干预治疗。

三、先天性青光眼

1. 概念　先天性青光眼是指由于前房角先天性发育异常，导致房水排除障碍所引起的青光眼。据报道我国先天性青光眼发病率为 0.002%，先天性青光眼属于常染色体隐性遗传性疾病，约 12% 有家族史。

2. 分类　1987 年全国青光眼协作组将先天性青光眼分为原发性婴幼儿型青光眼，青少年型青光眼，合并其他先天遗传的青光眼。以 3 岁作为分界线，3 岁以下为婴幼儿型青光眼，3 岁以上为青少年型青光眼。婴幼儿型青光眼占先天性青光眼的 50%～55%。2015 年王宁利总主译的《世界青光眼学会联合会共识系列：儿童青光眼》中，将原发性儿童青光眼分为原发性先天性青光眼和青少年开角型青光眼。

（1）原发性先天性青光眼：是婴幼儿最常见的非综合征相关性青光眼，多个 *CYP1B1* 基因突变已被证实，基因表现度和表型各异。

（2）青少年开角型青光眼：是一种相对较少见的儿童青光眼类型。通常于 4 岁之后发病。该病的致病基因已经确认为一种小梁网糖皮质激素反应基因，也被认为是 *TIGR* 基因或 *MYOC* 基因。

3. 诊断与鉴别诊断　先天性青光眼的诊断标准：眼压＞ 21mmHg（1mmHg=0.133kPa）；视盘凹陷（盘沿变窄）：杯盘比进行性增大（弥漫性盘沿变窄），杯盘比不对称（≥ 0.2）或盘沿局部变窄；角膜改变出现 Haab 纹，角膜水肿，或直径≥11mm（新生儿）、＞12mm（年龄＜1岁）、＞13mm（任何年龄）；近视进展合并眼球增大速度大于正常生长速度；青光眼性视神经病变相应的视野缺损，并排除其他引起视野缺损的病变。

先天性青光眼需要与葡萄膜炎继发性青光眼、糖皮质激素继发性青光眼、白内障术后继发性青光眼、外伤后继发性青光眼、青光眼合并其他非获得性眼部异常及青光眼合并非获得性全身疾病或综合征等相鉴别。

4. 先天性青光眼的治疗 绝大部分患儿一旦患病，如不进行治疗，最终可致盲。故先天性青光眼一旦确诊，应立即给予药物及手术治疗。

原发性先天性青光眼患儿对药物的耐受性一般较差、不良反应严重、长期用药有副作用，药物只能起到辅助治疗作用，因此手术是先天性青光眼患儿的首选治疗方法。早期诊断及早期手术治疗是先天性青光眼预后的关键，手术的目的是降低眼压。手术方式的选择很大程度上取决于患者的角膜透明度及术者的经验和偏好，主要有房角切开术、小梁切开术、小梁切除术、非穿透性小梁切除术、黏小管成形术、微导管辅助的360°小梁切开术、引流物植入手术等。

而青少年开角型青光眼比原发性先天性青光眼对局部降眼压药物治疗更敏感，因此可根据患者年龄酌情考虑选择药物作为首选的治疗方法。青少年开角型青光眼首选前列腺素衍生物或β受体阻滞剂，这两类药物对青少年开角型青光眼治疗有效，尤其前列腺素衍生物对该类青光眼患者作用明显，也可以逐步联合加用药物以达到靶眼压。如前列腺素衍生物作为一线用药，β受体阻滞剂作为二线用药。毛果芸香碱可以降眼压，但其副作用限制了其在青少年开角型青光眼治疗中的使用。

提示：青光眼药物的全身药物代谢动力学在儿童与成人不同，儿童对药物的全身吸收可能非常明显，应指导家长给患儿滴药后闭眼，擦去过多的眼周药液，按压泪囊区，减少药物的全身吸收。

5. 随访及康复 原发性先天性青光眼患儿的随访是伴随终身的，眼压等指标的监控、视功能检查及保护对于疗效的维持很重要，要对家长进行相关科普宣教，配合医师做好患儿的术后管理。先天性青光眼患儿的康复不仅包括眼视功能康复，同时要关心其心理康复，这同样需要医师、家长、社会的共同努力。

第二节 角 膜 病

角膜病曾经是我国和世界其他发展中国家常见的致盲眼病，主要与卫生和营养有关。例如，感染性角膜炎与微生物感染明确相关；角膜软化症为维生素A摄入不足所致；而圆锥角膜是常见的先天性疾病。

一、感染性角膜炎

1. 概念和病因 角膜防御能力减弱，外界或内源性致病因素均可能引起角膜组织炎症，统称为角膜炎（keratitis）。感染性角膜炎是因微生物感染所致。主要病原微生物为细菌、真菌、病毒，近年来有关棘阿米巴角膜炎的报告亦不断增加，其他还有衣原体和梅毒螺旋体等。

2. 临床特点　角膜炎最常见症状为眼红、眼痛、畏光、流泪、眼睑痉挛等，常常伴有不同程度的视力下降，若病变位于中央光学区，则视力下降更明显。化脓性角膜炎还伴有不同性状的脓性分泌物。角膜炎的典型体征为睫状充血、角膜浸润及角膜溃疡形成（图2-1）。

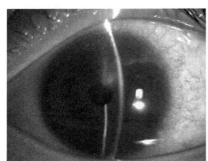
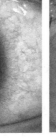
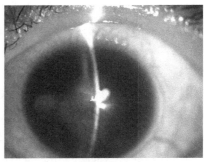

睫状充血、角膜浸润　　　　　　　　　　角膜溃疡

图 2-1　角膜炎导致睫状充血、角膜浸润或角膜溃疡

（1）临床表现：根据典型的临床表现，如眼部刺激症状及睫状充血、角膜浸润混浊或角膜溃疡形态特征等，角膜炎的临床诊断通常不困难，但应强调病因诊断及早期诊断。因此，第一步需确定病变是感染性或非感染性，详细询问患者病史十分重要，感染性角膜炎易感因素包括角膜异物、角膜擦伤、不正确使用角膜接触镜、眼部接触病原体污染的药物或水源等。完整的病史收集还应询问患者是否有可能引起角膜炎的全身疾病，如自身免疫性疾病、艾滋病、糖尿病、营养不良、酒精中毒和其他慢性消耗性疾病。

（2）实验室检查：溃疡组织刮片检查行革兰氏和吉姆萨染色有助于早期病因学诊断，同时进行细菌、真菌、棘阿米巴培养，还可为角膜感染性疾病选择合适的治疗方案。近年用于临床的角膜共焦显微镜检查，是一种无创性的检查手段，适用于感染性角膜炎患者的早期病因诊断，并且可在病程的不同阶段多次使用，可有效衡量治疗效果，对于棘阿米巴角膜炎和真菌性角膜炎也有较高的诊断价值。

3. 病原学分类及特点　根据病原体的不同，可以将感染性角膜炎分为细菌性角膜炎、病毒性角膜炎、真菌性角膜炎、棘阿米巴角膜炎等。

细菌性角膜炎多病情危重，容易造成严重并发症。铜绿假单胞菌是第一位的病原体，随着氟喹诺酮类及妥布霉素等敏感抗生素的应用及人们生活条件的改善，其感染率已呈现下降趋势。我国占第二位的致病菌为表皮葡萄球菌，第三位为金黄色葡萄球菌，其他还有肺炎链球菌、肠杆菌等。但是随着抗生素和激素的滥用，一些条件致病菌引起的感染也日渐增多，如草绿色链球菌、克雷伯菌、类白喉杆菌、沙雷菌等。

单纯疱疹病毒（herpes simplex virus，HSV）引起的角膜感染，称为单纯疱疹病毒性角膜炎（herpes simplex keratitis，HSK），简称单疱病毒性角膜炎。此病为最常见的角膜溃疡，而且在角膜病中致盲率占第一位。本病的临床特点为反复发作，由于目前尚无有效控制复发的药物，多次发作后角膜混浊逐次加重，常最终导致失明。

真菌性角膜炎（fungal keratitis）是一种由致病真菌引起的致盲率极高的感染性角膜病变。随着抗生素和糖皮质激素的广泛使用以及对本病的认识和诊断水平的提高，其发病率不断升高。在热带、亚热带地区发病率较高，多见于农民或户外工作人群，其工作、生活环境多潮湿，外伤是最主要的诱因，其他诱因包括：长期使用糖皮质激素 / 抗生素造成眼表免疫环境改变或菌群失调，过敏性结膜炎，配戴接触镜。另外，也多见于既往有眼表疾病（眼干燥症、眼睑闭合不全、病毒性角膜炎等）或全身免疫力低下者（糖尿病、长期使用免疫抑制剂等）。

棘阿米巴角膜炎（acanthamoeba keratitis）由棘阿米巴原虫感染引起，是一种严重威胁视力的角膜炎。该病常表现为一种慢性、进行性的角膜溃疡，病程可持续数月之久。本病常见病因为角膜接触棘阿米巴污染的水源，特别是污染的接触镜或清洗镜片的药液。多为单眼发病，患眼畏光、流泪伴视力减退，眼痛剧烈，多数病程长达数月。

4. 治疗　角膜炎治疗的原则为积极控制感染，减轻炎症反应，促进溃疡愈合，减少瘢痕形成。

细菌性角膜炎宜选用敏感的抗生素进行治疗。首先，临床医师应根据经验和疾病严重程度，使用对病原体有效的广谱抗生素进行治疗，待实验室检查结果证实病原菌后，再调整给予敏感抗生素进一步治疗。抗真菌药物仍是治疗真菌性角膜炎的重要手段，但目前缺乏高效、低毒、广谱抗菌的理想药物。临床上多采用联合用药的方法以提高疗效，病情严重者可配合全身用药。病毒性角膜炎可使用高选择性抗病毒药物治疗。防止复发也是治疗的重点，但目前尚无特效药物。患者进行药物治疗后，医师要对患者的治疗反应进行跟踪。判断临床改善的指标有上皮缺损修复，浸润密度和炎症程度减轻，溃疡病灶减小，疼痛减轻以及上皮愈合等。糖皮质激素对角膜炎的预后有帮助，但是要严格掌握适应证，若使用不当，可致病情恶化，甚至角膜穿孔致盲。细菌性角膜炎急性期一般不宜使用糖皮质激素，慢性期病灶愈合后可酌情使用；真菌性角膜炎禁用糖皮质激素；对单纯疱疹性角膜炎，糖皮质激素原则上只能用于非溃疡型的角膜基质炎。

并发虹膜睫状体炎时，轻者可用短效散瞳剂托吡卡胺滴眼剂滴眼，炎症严重时可用 1% 的阿托品滴眼液或眼膏散瞳。胶原酶抑制剂可减轻角膜基质层胶原结构的破坏。药物治疗无效，溃疡穿孔或行将穿孔者，应采取治疗性角膜移植术清除病灶，术后继续药物治疗。绝大部分患者可保存眼球，还可恢复一定视力。

二、角膜软化症

1. 概念 角膜软化症，由维生素 A 缺乏所致，又称为角结膜干燥症。角膜软化是维生素 A 缺乏最严重的眼表形式，它可造成角膜快速溶解、角膜穿孔和继发角膜感染，最终导致永久性失明。角膜软化症是儿童盲的首要原因，每年至少有 20 000 ~ 100 000 名婴幼儿因此致盲。维生素 A 缺乏的儿童还更容易患其他系统性疾病，如腹泻、呼吸系统疾病和麻疹感染。角膜软化的发生对健康儿童来说是一个预后不良的表现，超过 50% 的角结膜干燥症患者因营养状况差和对其他疾病易感而死亡。

2. 临床特点 夜盲是角结膜干燥症的早期表现，表现为暗适应功能下降，泪液明显减少，结膜失去正常光泽和弹性。睑裂区内外侧结膜上见到典型的基底朝向角膜缘的三角形泡沫状上皮角化斑，称为比托斑。角膜上皮干燥、混浊、脱落，基质变薄、坏死，甚至整个角膜软化、坏死、穿破。维生素 A 缺乏还可导致全身多处黏膜上皮角化，如皮肤呈棘皮状，消化道及呼吸道上皮角化，患儿可能伴有腹泻或者咳嗽。

3. 治疗 不要把角结膜干燥症认为是一种孤立的眼部疾病，因为它通常伴随全身的营养失调，并且角结膜干燥症也是一种眼科和儿科的急症。诊断明确后需大量补充维生素 A，同时注意补充维生素 B_1。眼部需要防治角膜继发感染。

维生素 A 缺乏不是独立存在的疾病，与饮食、社会和经济因素有直接关系。因此，社区干预和宣教在预防和治疗这类疾病中起着重要作用。其他预防策略包括：提高母乳喂养、饮食保障、营养均衡等意识。麻疹通过诱发维生素 A 急性缺乏和全身营养不良，大大增加了维生素 A 缺乏综合征患儿的患病率和死亡率。对儿童接种麻疹疫苗也是一种健康策略，尤其在预防维生素 A 缺乏患儿并发症中占据重要地位。

三、圆 锥 角 膜

1. 概念及病因 圆锥角膜（keratoconus）是一种表现为局限性角膜圆锥样突起，伴突起区角膜基质变薄的先天性发育异常（图 2-2），为常染色体显性或隐性遗传，可伴有其他先天性疾病，如先天性白内障、马方综合征、无虹膜、视网膜色素变性等。该疾病的发病过程通常被认为是非炎性的，不发生细胞浸润和新生血管形成。圆锥角膜通常是双眼发病。该疾病的进展最终导致不同程度的视功能损害。发病率为 0.05% ~ 0.23%。

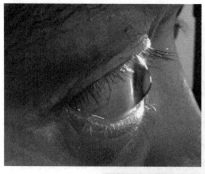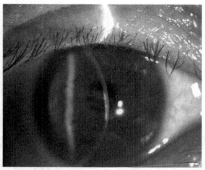
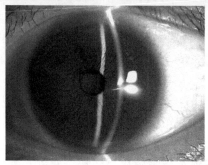

图 2-2　典型的圆锥角膜

　　圆锥角膜多发生于青春期。角膜开始变薄、前突，导致不规则散光并伴有曲率增加。通常来讲，圆锥角膜的进展经过 10 ～ 20 年后会逐渐停止。不同患者病情进展的速度也各不相同。疾病停止进展时，其严重程度也是不一样的，可能仅表现为轻微的不规则散光，也可能较重导致角膜严重变薄、前突、瘢痕形成，需要行角膜移植手术治疗。

　　圆锥角膜被认为是先天性发育异常，而揉眼是圆锥角膜进展过程中一个很重要的病因。揉眼引起的轻微创伤可能与系统性疾病及眼部疾病患者发生圆锥角膜有关。

　　2. 临床特点及诊断　一般见于青春期前后，双眼先后发病。典型特征为角膜中央或旁中央锥形扩张，圆锥可大可小，为圆形或卵圆形，角膜基质变薄区在圆锥的顶端最明显。圆锥突起可导致严重的不规则散光及高度近视，视力严重下降。用钴蓝光照明时，半数病例在圆锥底部可见泪液浸渍后铁质沉着形成的褐色弗莱舍（Fleischer）环。角膜深层见基质板层皱褶增多引起的垂直性福格特（Vogt）条纹，平行于圆锥较陡的散光轴，轻轻加压角膜表面可使 Vogt 条纹消失。患眼下转时，可见锥体压迫下睑缘形成的角状皱褶，即 Munson 征。后弹力层破裂发生急性圆锥角膜时，角膜急性水肿，视力明显下降。一般 6 ～ 8 周急性水肿消退，遗留中央区角膜混浊，后弹力层也有不同程度的混浊瘢痕。也可因长期戴接触镜而磨损角膜表面，引起圆锥顶端的瘢痕或角膜上皮下的组织增生，这些混浊可引起严重的眩光，也可引起视力下降。

明显的圆锥角膜易于在裂隙灯下确诊。角膜地形图检查是早期诊断的重要方法，显示角膜中央地形图畸变，颞下象限角膜变陡斜，随着病变进展，角膜陡斜依次扩张到鼻下、颞上、鼻上象限。对可疑的变性近视、散光的青少年，应常规进行角膜地形图检查。

3. 治疗原则　轻症圆锥角膜患者的治疗可以通过框架眼镜矫正，提高视力；如果框架眼镜无法满足视力提高，可以选择配戴硬性角膜接触镜，通过建立一个前部的屈光表面改善视力，但是角膜接触镜并不会阻止角膜扩张的进展；对于那些病情轻度或中度、不能耐受接触镜且角膜中央没有瘢痕的圆锥角膜患者，可以选择做角膜基质环植入术；角膜胶原交联是除手术之外最新的治疗方式，它通过光氧化治疗增加角膜基质的坚固性，可以减缓或阻止圆锥角膜的发展进程；如果上述方式均无法矫正视力，或者圆锥角膜发展较快，应行角膜移植术。角膜移植术的类型很大程度上是根据患者的个人需求和术者对手术技术的倾向来选择。虽然穿透性角膜移植术是传统的手术选择，但是板层角膜移植术在轻、中度病情的患者中已经是更为常见的选择。

第三节　老年性白内障

一、老年性白内障的概述

1. 老年性白内障的定义　任何原因，如衰老、物理损伤、化学刺激、手术、炎症、肿瘤、药物、中毒，或某些全身代谢性、免疫性疾病，所造成的直接或间接破坏晶状体正常组织结构、干扰其正常代谢而引起的晶状体混浊，统称为白内障（cataract）。白内障是晶状体光学质量下降的退行性改变，往往表现为晶状体透明度的降低和颜色的改变，是目前全球第一位的致盲性眼病。最常见的白内障是由衰老引起的年龄相关性白内障（age-related cataract），俗称老年性白内障（senile cataract），常呈慢性发病，造成视力的渐进性下降，增加老年人生活中的跌倒风险，严重危害老年人的生活质量。随着人口老龄化的全球化，白内障的发生率及患病人口总数在逐年攀升，白内障的防治工作任重而道远。

2. 老年性白内障的病理改变及发病机制　晶状体由晶状体囊和晶状体纤维组成。晶状体囊是一层包绕整个晶状体的弹性膜性结构，终身都在产生。晶状体纤维为同心性的带状纤维细胞，这些纤维细胞由晶状体上皮细胞产生，不断形成新的排列整齐的皮质，并不断将旧的细胞挤压向中心形成晶状体的核。随着年龄的增长，晶状体核会不断变大变硬，造成透明度下降，即发生白内障。

3. 老年性白内障的临床表现　老年性白内障早期最主要的表现为视力下降，50～60岁的老年人往往容易误以为是老视而忽略白内障引起的视力下降。因此，出现视物模糊时应及时前往正规医院就诊。60岁以上的老年人有时单眼白内障发展较快，而因对侧眼视力较好往往容易忽略病情，建议交替遮盖单眼自测视力，以免延误治疗。

　　除了视力下降外，不同类型、不同时期的白内障，又有不同的细节表现，根据晶状体开始出现混浊的部位，老年性白内障可分为 3 种类型（图 2-3）：

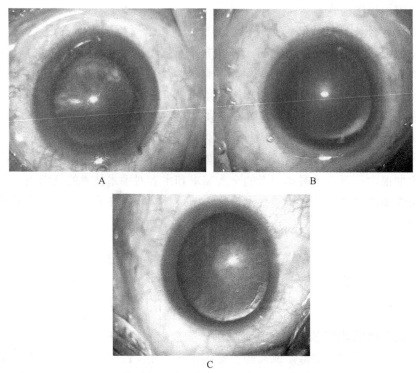

图 2-3　不同类型的老年性白内障

A. 皮质性白内障；B. 核性白内障；C. 后囊下性白内障

　　（1）皮质性白内障（cortical cataract）：是最常见的老年性白内障类型，典型的皮质性白内障按病变发展可分为 4 期（图 2-4）。①初期（incipient stage）：晶状体皮质中开始出现空泡和水隙，从周边向中央进展。早期较周边的混浊并不影响视力，病程发展缓慢。当混浊侵及瞳孔区，患者会感到轻微的小片状阴影遮挡感，由于皮质混浊对光线的折射还可能出现视物时重影、眩光等症状，该期裂隙灯下检查可见羽毛状混浊，检眼镜检查可见红光反射中有轮辐状或楔形阴影感。②膨胀期（intumescent stage）或未成熟期（immature stage）：晶状体混浊加重，患者会感觉到明显的视力下降。由于晶状体皮质吸水肿胀，晶状体体积增大，前房变浅，有闭角型青光眼体质的患者此时可诱发青光眼急性发作，表现为眼痛、眼胀伴颞侧偏头痛，甚至表现为恶心、呕吐等消化道症状，出现上述症状应及时排除头颅、消化道疾病，并高度怀疑是青光眼，不宜拖延病情，以免造成严重的视力损伤。③成熟期（mature stage）：此期的晶状体完全混浊呈乳白色，很多患者称肉眼即可观察到自己的眼睛变白，而部分独居老人则是被子女发现眼睛变白。此时，大部分患者的视力已降至手动或光感，遮盖健眼只依靠患眼视物时甚至无法行走和活动，若不及时治疗，往往预后不良，视力无法改善。④过熟期（hypermature stage）：成熟期白内障若未及时手术，将会进一步发展进入该期。该期晶状体水分丢失，囊膜皱缩，表面产生钙化点或结晶。硬化的核因重力作用而下沉或脱入前房，此时产生肉眼可观的形态变化，部分患者甚至可能会感觉视力突然改善。

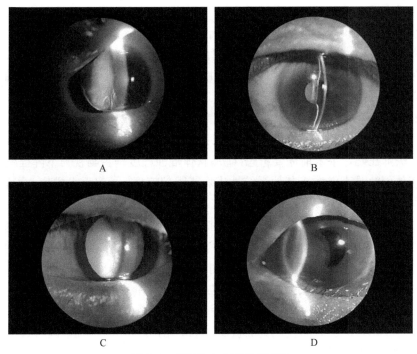

图2-4　皮质性白内障各期表现

A.初期；B.膨胀期；C.成熟期；D.过熟期

（2）核性白内障（nuclear cataract）：发病较早，一般40岁左右开始，进展缓慢。随着病情进展，核的颜色逐渐加深，从黄褐色到棕色到棕黑色甚至黑色。部分患者会出现视物时颜色改变，而大多数患者往往很难发现眼部有何可观察到的形态变化，早期由于晶状体核屈光力的增加，患者还可出现晶状体性近视，不仅能一定程度地抵消老视，且远视力下降缓慢，病情容易被忽略，延误治疗。而随着病情的发展，晶状体核的混浊不断加重，视力会出现极度减退。高度近视的患者更容易发生核性白内障，且由于其本身存在的屈光不正状态，于医院就诊时往往核已经很硬，增加了白内障手术的风险，对预后产生不良影响。

（3）后囊下性白内障（posterior subcapsular cataract）可单独发生，也可与其他类型白内障混合出现。因为混浊区往往位于后极部、视轴的中心，所以以早期即表现出明显的视力障碍，相对来说，早期容易被发现而不会延误手术时机。服用激素类药物、合并全身代谢性疾病的患者，更易发生后囊下性白内障，若不早期诊治，进一步发展可合并皮质和核混浊，最后也将发展为完全混浊。

二、老年性白内障的手术治疗

白内障发生率、致盲率较高，手术仍是目前治疗白内障的唯一有效方式。

1. 手术适应证 既往认为成熟期白内障是手术治疗的重要指征，但随着手术技术和手术设备的发展，白内障手术的性质和理念也从防盲治盲性手术向屈光性手术发展。一般认为，当视功能不能满足患者需求且手术有改善视力的可能时即可手术。并且白内障摘出也适用于晶状体混浊妨碍眼后节疾病的观察治疗、晶状体引起的炎症（晶状体溶解、晶状体过敏反应）、房角关闭和药物不能控制的闭角型青光眼等情况。

2. 白内障手术术前评估 鉴于白内障手术已转化成屈光性手术的理念，以及白内障手术适应证的扩大，术前详细的评估对手术方式的选择及疗效的预评至关重要。医师在确定手术前需要考虑：①晶状体混浊程度是否与视力下降程度一致；②晶状体混浊是否继发于其他系统性疾病或眼部疾病；③若手术成功，患者是否能获得理想的视力。

白内障术前必须进行的术前评估包括：①患者病史（包括患者的视觉功能状态评估）；②视力和屈光状态；③外眼检查（眼睑、睫毛、泪器和眼眶）；④眼位和眼球运动检查；⑤评估瞳孔功能；⑥测量眼压；⑦裂隙灯显微镜下检查眼前节；⑧散瞳后检测瞳孔能否散大，晶状体、玻璃体、视神经、黄斑、周边部视网膜情况；⑨对患者的精神状态和身体状态进行评估；⑩应告知患者，如果在最后一次检测和进行手术之间的时间里视觉症状发生了变化，应该和眼科医师联系。

3. 术前检查及准备工作

（1）眼部检查：①检查患者的视力、光感及光定位、红绿色觉；②裂隙灯、检眼镜检查，记录角膜、虹膜、前房、视网膜情况以及晶状体混浊程度，排除眼部活动性炎症等病变。

（2）特殊检查：①眼压；②角膜曲率以及眼轴长度测量，计算人工晶状体度数；③角膜内皮细胞、眼部 B 超等检查。

（3）全身检查：①对糖尿病、高血压患者，控制血糖、血压；②心、肺、肝、肾等脏器功能检查，确保可耐受手术，必要时请内科医师会诊。

（4）视力预测：视力下降是白内障患者就医的主要原因，因此，白内障手术前进行术后视力预测是非常重要的。由于混浊的晶状体遮挡了对视网膜的直接观察，因此，必须采取一些检查方法对视网膜和黄斑的功能进行评估。

1）光定位检查：是判断视网膜是否正常的一种简单有效的检查，其方法是：要求患者向前视，检查者在距患者约 25cm 处的 9 个不同区域闪亮光源（一般为手电筒），要求患者指出光源所在处，以观察患眼的光定位是否准确，当光定位不准确时，提示患眼的视网膜功能可能不正常。

2）视觉电生理检查：包括视网膜电图（electroretinogram，ERG）检查和视觉诱发电位（visual evoked potential，VEP）检查。ERG 检查可反映视网膜视锥细胞功能、视杆细胞功能和混合功能，视网膜色素变性、视网膜循环障碍、视网膜脱离等患者 ERG 可见明显异常。VEP 是由大脑皮质枕区对视觉刺激发生的一簇电信号，代表视神经节细胞以上的视信息传递状况，一般认为其可作为客观视力检查方法。黄斑病变、青光眼和视神经疾病的患者，VEP 可见明显异常。

3）激光干涉仪检查：激光干涉仪能够穿过混浊的晶状体在视网膜上形成二维单色干涉条纹，可测出人眼视力的分离值，患者能够分辨出条纹的能力与黄斑视功能密切相关。检测出的视力大致与术后视力相当，但有时可有差异。视网膜视力在 0.03 以下或仅有红光感预示术后视力不佳。

4）内视性图像检查：在一定的特殊条件下，眼睛也能看到眼睛本身的一些内部结构，临床上把这种在活体上看到的眼自身内部结构所形成的图像，称为内视性图像，又称为内视现象。

浦肯野现象（Purkinje phenomenon）又称为浦肯野血管影检查，是一种用于检查内视性图像的方法。检查时患眼向内注视，检查者在颞侧透过眼睑皮肤用一个小型光源做平行于角膜缘的上下移动。这时患者可以看到围绕中心注视区域周围的许多血管影和中心区域的许多小点，看到的小点越多，说明手术后患眼的视力越好。这种方法较为粗略，有一定的主观性。

（5）术前准备：术前冲洗结膜囊和泪道，用散瞳剂扩大瞳孔。

4. 白内障手术方式进展 很早以前，我国和印度就有针拨术治疗白内障的记载。随着显微镜和人工晶状体的出现及快速发展，白内障手术技术出现质的飞跃，从一般的复明手术发展为高质量、高效率、高满意度的屈光手术，成为现代眼科学中发展最新、最快的领域之一。

（1）晶状体针拨术（couching of lens）：早在公元前 600 年，就有文献记载印度有名的外科医师 Susruta 施行针拨术，直接用器械将混浊晶状体的悬韧带离断，使晶状体脱入玻璃体腔。针拨术预后较差，常见的并发症包括继发性青光眼、前房积血、眼内炎等，常引起术眼失明。目前，此术式已基本被淘汰。

（2）白内障囊内摘出术（intracapsular extraction of cataract，ICCE）：是将混浊晶状体完整摘出的手术，曾经是白内障摘出的常用手术。手术操作简单，肉眼下可完成，对手术设备及技巧要求不高，术后瞳孔区透明，不发生后发性白内障。但手术需在大切口下完成，玻璃体脱出发生率较高，易造成玻璃体疝而引起青光眼、角膜内皮损伤、黄斑囊样水肿和视网膜脱离等并发症。在我国，不具备白内障囊外摘出术条件的地区和单位尚在应用此术式。

（3）白内障囊外摘出术（extracapsular extraction of cataract，ECCE）：是将混浊的晶状体核和皮质摘出而保留后囊膜的术式。手术需在显微镜下完成，对术者手术技巧要求较高。因为保留了完整的后囊膜，减少了眼内结构的干扰和破坏，防止玻璃体脱出及其引起的并发症，同时为顺利植入后房型人工晶状体创造了条件。保留的后囊膜术后易发生混浊，形成后发性白内障。ECCE 在术中采用了黏弹剂、显微手术技术以及闭合式同步注吸系统。由于其对手术设备和耗材要求不高、价格便宜、易于开展，曾一度是我国白内障手术的主要方式，目前主要应用于不适合超声乳化白内障吸除术的患者，如晶状体脱位或黑硬核等，在一些欠发达地区仍然是主要的白内障手术方式。

（4）现代白内障手术

1）超声乳化白内障吸除术（phacoemulsification，Phaco）：是应用超声能量将混浊晶状体核和皮质乳化后吸除，保留晶状体后囊的手术方法。超声乳化技术自20 世纪 60 年代问世以来，发展迅速，结合折叠式人工晶状体的应用，技术趋于成熟。目前在美国，90% 以上的白内障手术是通过超声乳化完成的，在我国也有日益推广的趋势。微切口 Phaco 与传统的小切口 Phaco 比较，手术切口较小，术中前房稳定性更好，术后反应较轻，手术源性散光度数较低，术后视力恢复较快。微切口 Phaco 技术使白内障摘出手术真正进入了微创时代。

目前，微切口 Phaco 仍然存在非同轴双手法和同轴单手法的争论。同轴单手法微切口 Phaco 因无须经历变换技术的学习曲线，在短期内被广泛接受而兴起，目前为主流手术方式。但是，其切口需要保持在 1.8 ～ 2.0mm，大于非同轴双手法微切口 Phaco。一项 Meta 研究结果显示，非同轴双手法与同轴单手法在 Phaco 术后视力、角膜内皮损伤、中央角膜厚度改变及手术并发症方面无明显区别，而非同轴双手法较同轴单手法具有有效超声时间较短、平均超声能量较少、手术源性散光度数较低的优点。但是，也有研究指出，切口小于 1.8mm，虽然手术源性散光度数可减小，但由于减小的数值微小，故临床上可忽略不计。目前，非同轴双手法微切口 Phaco 发展和推广的主要问题：缺乏合适的人工晶状体，因此在白内障吸除后仍需扩大手术切口以植入人工晶状体，丧失了非同轴双手法手术切口更小的优势。

2）飞秒激光辅助的白内障摘出手术：近年来，白内障摘出手术已从单纯的复明手术转化为屈光手术。在该发展趋势下，飞秒激光辅助的白内障摘出手术应运而生。目前的观点认为，飞秒激光的精确性及准确性远远超过以往的常规术式，其主要从 3 个方面显著提升白内障摘出手术后的屈光状态：①制作精确完整的撕囊口，从而直接影响术后人工晶状体的最佳位置，并减少像差、球差和散光度数，从而使植入高端人工晶状体的患者大受裨益；②多层角膜自闭切口及角膜缘松解切口的构建，使患者术后视觉效果最大程度地接近角膜屈光手术；③晶状体预劈核技术可减少超声转化的热量及机械性操作对眼内结构的损伤，从而减少威胁视力预后的严重并发症。目前，有关该领域的报道大多局限于初期小样本研究，尚缺乏大样本研究文献。在对飞秒激光辅助的白内障摘出手术效果进行肯定的同时，仍需重视该术式的并发症。长期大样本的随访资料可对飞秒激光辅助的白内障摘出手术进行全面和客观的评估。

5. 术后注意事项　术后护理及注意事项等对手术切口修复、预防感染、防止术后晶状体脱位等术后并发症至关重要。白内障术后当天，应尽量闭眼休息，勿碰撞术眼，进食易消化的食物，避免便秘，以免造成切口裂开、前房积血、眼压升高和人工晶状体异位等并发症；术后第 2 天开始，给予局部抗炎、预防感染治疗，术眼避免进水，以免造成感染；定期复查，不适时及时就诊。

6. 人工晶状体选择

（1）按照放置位置分类：人工晶状体可以分为前房固定型人工晶状体、虹膜固定型人工晶状体、后房固定型人工晶状体。通常人工晶状体最佳的安放位置是在天然晶状体的囊袋内，也就是后房固定型人工晶状体的位置，可以比较好地保证人工晶状体的位置居中，与周围组织没有摩擦，炎症反应较轻。但是在某些特殊情况下，眼科医师也可能把人工晶状体安放在其他的位置，如对于校正屈光不正的患者，可以保留其天然晶状体，进行有晶状体眼的人工晶状体（PIOL）植入；或者是对于手术中出现晶状体囊袋破裂等并发症的患者，可以植入前房型人工晶状体或者后房型人工晶状体，缝线固定。

（2）按照手术切口大小分类

1）硬质人工晶状体：一般质地偏硬、无弹性，直径一般为 5.5 ～ 6.0mm，那么要将其植入眼内，就需要一个 6mm 的手术切口，切口相对较大、术后反应较重。

2）可折叠人工晶状体：1984 年人们设计制造的可以折叠或卷曲的晶状体，多年来得以应用并不断改进。随着超声乳化手术的开展与普及，可将人工晶状体自很小的切口植入，直径可控制在 1.8 ～ 3.0mm 微切口，以减少任何不必要的风险和术源性散光，加快伤口愈合。

（3）按照功能分类：近年高端人工晶状体逐步进入我国市场并应用于临床。多焦点人工晶状体因其可提供较好的术后远、近视力及高脱镜率，被眼科医师所重视，我国近 3 年发表文章 78 篇。但是，随着使用患者数量增多，多焦点人工晶状体也逐渐浮现出其缺点，如患者瞳孔过小时常无法提供优质的近视力，从事近距离精细工作的患者通常术后无法获得满意效果，而术后眩光也通常是患者术后不满意的因素之一。此外，目前有研究指出，双眼多焦点人工晶状体植入与单眼视设计比较，两者术后满意度差异无统计学意义，虽然单眼视设计患者术后立体视损伤较为明显，需要主观适应过程，但长期随访观察显示日常相关立体视的深度觉活动未受明显影响，且经济付出相对较少。因此，对多焦点人工晶状体植入适应证的把握尚需更加严格。

1）多焦点人工晶状体：分为折射型和衍射型 2 种。

折射型：概念比较简单，多为双凸透镜，前表面 3 ～ 5 个不同屈光度折射区，不同区域负责远焦点或者近焦点成像，成像依赖于瞳孔大小，成像质量受瞳孔大小和人工晶状体异位影响比较大。

衍射型:其光学面采取阶梯渐进式衍射技术,在 12 个同心圆中呈现阶梯状的设计,其高度在 0.3 ~ 1.2μm 之间,阶梯宽度也以同样的规律递减,外周区域则为折射区。阶梯渐进式衍射结构与周边折射区相融合,使得随着瞳孔增大,光能的分布逐渐偏重远距离焦点。由于对光能进行了重新分布,不可避免地造成视觉质量的下降及视觉困扰(眩光、晕轮)的发生。

2)三焦点人工晶状体:衍射型,视近附加 +3.33D 和视中附加 +1.66D,非球面(相差矫正)疏水性表面特性的亲水性丙烯酸酯(含水量 25%),屈光力范围覆盖 0.0 ~ +32.0D,0.5D 递增。相较于多焦点(双焦点)人工晶状体只能视远和视近,三焦点人工晶状体提供自然全程全天候视力,即视近、视中、视远全程视力。术后患者可以完全脱镜。适用于老年性白内障与其他形式白内障的治疗,以及有或无白内障的老花矫正(透明晶状体置换术)。

3)可调节人工晶状体:随着白内障手术技术的日臻完善,人们对高质量功能性视力要求的提高,改善白内障术后眼的调节功能也成为如今研究的热点和趋势。

4)非球面人工晶状体:有着减少术后球面像差的作用,理论上能够带来更好的视觉质量和视觉功能,因而得到越来越多的关注。不同设计理念的非球面人工晶状体层出不穷。植入非球面人工晶状体,可以获得相对较好的对比敏感度,避免术后眩光、光晕和夜间视力下降等不良反应的发生,使人工晶状体眼更加接近生理状态,为患者带来更好的视觉质量。

5)散光型人工晶状体(Toric IOL):将散光矫正与人工晶状体的球镜度数相结合,为角膜散光合并白内障患者获得良好视觉效果提供了机会。我国近 3 年出现相关文献 66 篇,多数文献以前瞻性或回顾性研究方式证明了 Toric IOL 为一种矫治合并角膜散光白内障的有效方式。随访 2 年观察发现,AcrySof Toric IOL 可保持较好的旋转稳定性,患者的残留散光度数无明显增加。但是 Toric IOL 的植入同样需要注意诸多问题,如应准确测量患者术前角膜散光的形态,尤其不能忽略角膜后表面散光的情况,并关注手术源性散光及人工晶状体囊袋内稳定性的影响,应做到个性化植入。

Toric 非球面多焦点人工晶状体业已问世,国内也有多家眼科机构开始使用该类人工晶状体,初步临床观察结果显示其可提供较好的术后视觉质量。应注意的是,由于患者对高端人工晶状体的术后效果期望值较高,所以更应重视提高术后视觉质量的每个细节。

7. 并发症的处理和预防 白内障手术的并发症可发生在术中或术后的任何阶段,术后第 1 天对患者进行仔细的检查是非常必要的,复查时间通常为术后 1 周、1 个月和 3 个月。近 20 年来,随着显微手术的普遍开展和手术方式的改进,已大大减少了白内障手术的并发症。白内障手术的并发症包括:手术相关并发症及人工晶状体相关并发症。

（1）术中并发症

1）浅前房或无前房：在 ECCE 或 Phaco 中，由于前房灌注量不足、切口过大而漏水、眼球受外力挤压或玻璃体内压升高，都可能使前房变浅甚至消失。前房变浅使眼内手术操作十分困难，并极易损伤角膜内皮等眼内组织。术中保持前房灌注稳定、手术切口大小合适、手术轻柔操作等对于术中前房维持稳定都非常重要；对于玻璃体内压高的患者，术前输注甘露醇脱水有助于术中维持前房深度稳定。

2）眼内组织损伤：因眼内前房空间有限，操作不慎易损伤眼内其他组织。角膜内皮可被器械、晶状体或人工晶状体进出眼内时直接损伤，也可因灌注过猛或灌注液成分不合适而损伤；器械或人工晶状体进入角膜基质层与后弹力层之间会导致角膜后弹力层脱离。这 2 种损伤均会引起角膜混浊，严重者可导致大泡性角膜病变。虹膜损伤可引起前房积血。术中应尽量简化手术步骤，轻柔操作，减少器械进出前房次数；对于因切口过小进器械困难者，应扩大切口至合适大小。对于后弹力层脱离患者可于前房内注射消毒空气或黏弹剂予以复位。

3）出血：术中的前房积血常为切口处血液的渗入、虹膜根部离断等。前房积血发生时，应作冲洗，或找寻出血点。如果是球结膜或表层巩膜出血渗入前房，可烧灼止血；对于虹膜或切口深层巩膜出血，如果冲洗不能控制，可在前房内注入空气泡，压迫止血，并可防止血液渗入前房。如果虹膜根部断离范围超过 1/6 周长，应作修补。暴发性出血主要是因为睫状后短动脉或睫状后长动脉、脉络膜静脉的破裂，大量而迅猛的出血可导致眼内容物包括虹膜、晶状体、玻璃体甚至视网膜和脉络膜脱出到眼外，这是白内障术中最严重的并发症。暴发性出血预后不良，重要的是术者能及时识别：前房变浅无法恢复，虹膜及晶状体隔高度膨隆，继而虹膜脱出切口外，在这种情况下，最重要的步骤是马上关闭手术切口，同时用平衡盐溶液或透明质酸钠注入前房升高压力，同时后巩膜切开放出脉络膜上腔血液。

4）后囊膜破裂：菲薄的后囊膜在术中易破裂。裂口大者易致玻璃体脱出，或晶状体核和（或）皮质经裂口坠入玻璃体腔。很小的晶状体后囊破裂，玻璃体前界膜完整及没有玻璃体进入前房时，手术可按原计划进行；如晶状体后囊膜破裂伴玻璃体脱出，则应行前节玻璃体切割术，将前房和前部玻璃体切割干净。

（2）术后并发症

1）出血：术后前房积血多发生于术后 1 周内，大多数来源于切口或虹膜血管出血。玻璃体积血常见于糖尿病、视网膜裂孔，或继发于低眼压。迟发性脉络膜出血较少见。

2）眼压升高：白内障术后一般有短暂的眼压升高，24 小时可下降至正常。若眼压持续升高，则形成青光眼。眼压升高的原因包括出血、晶状体皮质残留、炎症反应、瞳孔阻滞、黏弹剂残留或术前业已存在的青光眼。特殊情况下，由于房水向后倒流并阻滞于玻璃体内，虹膜隔前移导致房角关闭，引起恶性青光眼（又名睫状环阻滞性青光眼）。

3）眼内炎：是白内障术后最严重的并发症，最常见的感染源为手术野和手术器械、术后滴眼液等。根据病原体的致病性不同及病程长短，眼内炎可呈现急性或慢性表现。一般的临床表现包括：眼痛、视力下降、球结膜水肿、睫状充血、前房积脓和玻璃体混浊等。

4）慢性葡萄膜炎：术后一周内出现的葡萄膜炎刺激症状，多属手术反应。如炎症反应明显，可能与晶状体物质残留、术中玻璃体脱出、陈旧性葡萄膜炎被激惹等因素有关，部分患者尚可由对人工晶状体的反应所致。一般可局部或全身应用皮质类固醇、散瞳剂等治疗。若晶状体物质残留太多，应再予抽吸吸除。在较晚期（术后数周）出现的伴有前房积脓、瞳孔封闭的葡萄膜炎，应注意真菌感染。如术后炎症及刺激症状长期不能控制，且有加剧趋势，应注意上皮植入前房生长。

5）后囊膜混浊：即后发性白内障，术后数月即可发生。YAG 激光囊膜切开术是治疗后囊膜混浊最简单有效的方法，Nd：YAG 激光后囊膜切开术是一种非侵入性的手术，操作简单、效果较好。此外，也可用穿刺刀从睫状体平坦部进入眼内，将混浊及增厚的中央部后囊膜切开。

6）角膜散光：角巩膜缘的切开和缝合不可避免地使角膜的表面完整性受到破坏，引起散光。手术切口的位置、形态、长度、缝合的类型和缝线的松紧等都影响散光的大小。

7）视网膜光毒性损伤：手术显微镜强光的长时间照射会导致视网膜色素上皮细胞的光损伤。患者术后出现视力下降、中心暗点或旁中心暗点。

8）黄斑囊样水肿（cystoid macular edema，CME）：又称欧文 - 加斯（Irvine-Gass）综合征。发病机制尚不确切，相关因素包括伴有前列腺素释放的炎症、玻璃体黄斑牵引、暂时性或长期的术后低眼压等。预防黄斑囊样水肿发生，具有重要的临床意义。手术动作应轻柔、准确，避免刺激虹膜；术中如有玻璃体脱出，必须彻底清除，以解除对黄斑部的牵拉。术后局部非甾体抗炎药维持治疗 6～9 个月，因为此期间内黄斑囊样水肿发病率最高，为了达到术中眼内药物的有效浓度，术前一天应开始给药。

（3）人工晶状体植入术后并发症

1）瞳孔纤维蛋白渗出：术后的葡萄膜炎症反应致纤维蛋白渗出，沉积于人工晶状体表面，可由对人工晶状体的反应所致，可引起视力下降、瞳孔阻滞，后者还可致眼压升高。术后应加强局部抗炎、散瞳等治疗。

2）人工晶状体位置异常：包括瞳孔夹持、瞳孔偏位等。如果在术后早期发现，使用保守疗法，有些病例可获得成功。具体做法：采用短效的散瞳药及表面麻醉后，用棉签或小玻璃棒按压与人工晶状体袢顶点所在区的巩膜面，当人工晶状体位置恢复后立即缩瞳。如果保守疗法失败或虹膜与晶状体囊膜发生粘连，夹持范围较大，而且又是进行性的，则需手术复位。手术时向前房注入透明质酸钠后，在尽可能避免后囊膜破裂的情况下分离虹膜与囊膜间的粘连，用精细的人工晶状体调整钩将人工晶状体调整到合适的位置上。在人工晶状体复位的同时应细心找寻微小的切口渗漏和做虹膜周边切开术，去除诱因。

3）前房型人工晶状体植入后可因损伤前房角和角膜内皮引起继发性青光眼和角膜内皮失代偿。目前，前房型人工晶状体基本淘汰，后房型人工晶状体囊袋内植入可避免此并发症。

4）人工晶状体屈光度误差：为人工晶状体制造、术前患眼测量和计算中的误差或错误所致。目前一般采用 IOL Master 光学测量，多次测量、光学测量、选择合适的计算公式能提高测量精确度，减少测量误差。

三、白内障与防盲治盲工作

白内障仍然是我国的首位致盲性眼病。据全球疾病负担研究发布的数据显示，2015 年我国仍有 853.65 万白内障患者，所导致的伤残调整生命年达到 727.7 年 / 千人。世界卫生组织把消除白内障盲作为防盲治盲工作的优先领域，提高白内障摘出手术的数量和质量是消除白内障引起的盲和视力损伤的重点所在。通过政府和眼科工作者的共同努力，我国的白内障摘出手术迅速普及，数量有了明显提高。然而我国每百万人口白内障手术率（cataract surgery rate，CSR）仍明显低于发达国家，并且存在明显的地域分布差异。所以未来白内障防盲治盲工作的重心和方向仍为推动我国实现"逐渐消除白内障盲"。

1. 我国白内障防盲治盲的工作现状 白内障是全球第一致盲眼病。白内障的发病机制较为复杂，与营养、代谢、环境和遗传等多种因素有关，而白内障患病率因检查地点、方法以及疾病定义不同存在较大差异。就整体人群，白内障患病率高达 17.79% ～ 29.86%，各地区患病率有差异可能与经济水平、海拔、纬度、种族、紫外线照射、气候等有关。在 50 ～ 70 岁人群中，白内障患病率约为 50%，70 岁以上人群则高达 90%，白内障患病率随着年龄的增加而显著升高。我国白内障患病率较高，手术覆盖率参差不齐。赵家良教授参与的九省（市）致盲眼病调查发现，在矫正视力＜ 0.1 的白内障患者中，总体白内障摘出手术覆盖率仅为 35.7%，这意味着约 2/3 因白内障引起的盲和重度视力损伤者未得到治疗，在高龄人群及低受教育水平人群中，白内障摘出手术的覆盖率低下。不同调查地区白内障摘出手术覆盖率差异较大，北京为 62.2%，在九省（市）调查中最高；黑龙江省、云南省和重庆市白内障摘出手术覆盖率低于 30%。2013 年 *Ophthalmology* 刊登了一篇来自海南省的流行病学调查报告，结果显示该地区白内障摘出手术的覆盖率仅为 15.4%。这些数据意味着我国各地区白内障复明手术的进展相当不均衡，与此同时，我国社会老龄化加剧，需要治疗的白内障患者急剧增多，白内障复明工程依然任重而道远。

2. 我国白内障防盲治盲的工作模式 白内障居我国眼病致盲原因的首位，降低了老年人生活质量，增加了家庭负担，引起了多种社会问题。在基层，由于客观原因限制，手术质量参差不齐，农村地区白内障技术由复明白内障向屈光白内障转变还需要一定的时间。我国老龄人口越来越多，加大白内障患者健康教育，尤其是高龄患者的白内障知识宣传，提高基层眼科的设备、技术、人力水平，促进白内障无障碍区换代升级，提升手术质量及数量，才能提高老年人的生活质量，促进身心健康，从而使防盲、治盲工作迈上新台阶。

3. 探索新型白内障防盲治盲体系 各地区白内障诊疗水平参差不齐，以往是以眼科"手术医疗队""健康快车"等为主的防治白内障盲形式，但防盲治盲效率较低。基于现代网络平台的建设及普及，以及疾病诊疗培训系统的不断完善，白内障防盲治盲形式逐渐转变为以提高基层医院眼科医疗服务能力，尤其是白内障摘出手术的能力为主，扩大白内障诊疗覆盖率。通过学术会议、继续教育及手术培训等各种手段，建立白内障临床培训网络，提高全国眼科医师的技术水平，进一步在全国各眼科机构推广新设备和新技术。完善并推广白内障诊疗规范，包括白内障围手术期感染防治、白内障围手术期干眼防治、白内障摘出手术后非感染性炎症反应防治、白内障摘出手术后急性细菌性眼内炎诊治等。通过制定专家共识、采用新旧媒体传播等方式，在全国各眼科机构普及诊疗规范，力求降低我国白内障摘出手术后眼内炎的发病率，提高白内障患者的术后满意率。

4. 防盲治盲工作中手术方式的选择 各地区应根据自身硬性及软性治疗条件，选择合适的手术方式，包括 ECCE 和超声乳化白内障吸除术，联合人工晶状体植入术。晶状体超声乳化术加人工晶状体植入术是目前公认的治疗白内障的最佳方法。但在众多基层医院，因经济落后，医疗条件差。眼科技术力量薄弱，难以开展该术式。而且，大部分农村地区白内障患者就诊时间较晚，多为成熟期或过熟期，晶状体核大而硬，囊的弹性较差，悬韧带脆弱，随着核硬度的增加，乳化所需的能量及时间也与核的硬度成正比，由此对角膜内皮及眼内组织造成的损伤加大，并发症增多。传统的 ECCE 由于角膜切口较大。存在术后长时间角膜不可完全恢复的散光，术后视力较差，越来越不被广大眼科医务工作者及患者接受。小切口白内障囊外摘出联合人工晶状体植入术是在传统 ECCE 的基础上发展而来的手术方式，具有组织损伤较小、创口愈合较快、手术过程较短及视力恢复较快等优点，基层医院的眼科医师应掌握这一术式，以提高我国防盲治盲的数量和质量。

四、老年性白内障的宣教

1. 老年性白内障能预防吗?
老年性白内障是机体衰老在眼部尤其是晶状体的体现，是生命进展的必然历程，至今仍无有效措施阻止或逆转晶状体混浊。但有一些生活习惯的改变有可能延缓白内障进展。

（1）避免强光直射入眼：眼睛长时间受到阳光的照射会加重白内障的进展，为了延缓紫外线对白内障的加重，老年人可在出门时佩戴太阳镜来抵御强光的照射，其中黄褐色镜片的效果最理想。而一些视力较差、不方便戴镜的老年人，可在出门时戴遮阳帽，也能防止强光直接照射眼睛。

（2）避免体液大量丢失：脱水是引起老年性白内障的主要原因之一，因此老年人，尤其是早期老年性白内障患者一旦遇到腹泻、呕吐或是在高温条件下大量出汗等脱水的情况时，应及时补充丢失的体液，以预防或延缓白内障的发展。

（3）注意膳食摄入维生素C：维生素C是维持眼睛各种功能的重要营养成分。人眼睛中的维生素C含量高于血液含量30倍，老年人随着衰老和代谢的减退，眼中的维生素C含量下降，会加重晶状体的变性和混浊。因此，老年人膳食摄入中应注意补充维生素C，同时可以适当地补充谷胱甘肽、维生素B_1、维生素B_2、维生素E和硒等营养成分。

（4）控制好血糖和代谢：糖尿病是老年人的常见疾病，影响全身多个器官和系统，白内障也是一种常见的糖尿病眼部并发症。因此，糖尿病患者一旦出现视物不清或视物遮挡的症状，应及时到医院检查自己的血糖及眼睛，关注白内障的发生和进展。

（5）避免受机械性外伤：外伤因素往往会直接产生或间接加重晶状体的混浊，老年人应在生活中避免碰撞眼睛，运动时佩戴防护目镜，避免球类物体对眼睛的撞击，因为机械性的外力对晶状体造成的影响往往是快速且严重的，容易发展为晶状体的完全混浊。如老年人不慎经历了眼部外伤，应密切关注视力和晶状体形态的变化，建议每半年复查一次，以免延误治疗。

（6）遵医嘱科学用药：从临床研究来看，老年性白内障患者体内氨基酸水平是相对较高的色氨酸及其代谢产物会与晶状体蛋白相结合，并形成棕黄色物质沉积在晶状体内，形成白内障。老年人应注意避免长期点眼药带来的副作用，包括眼药存储方法不当造成污染引发的眼睛炎症，眼药内防腐剂对眼睛的刺激作用等，这些情况一旦发生，应及时到医院就诊，避免产生更严重的后果。

2. 药物能治疗白内障吗？

在过去由于广告的虚假宣传，市场上出现过很多号称能治疗老年性白内障的眼药，受到很多抗拒手术的老年患者欢迎。近年来对实验性白内障模型的研究提示，晶状体中存在的醛糖还原酶与晶状体混浊有关，醛糖还原酶在晶状体上皮细胞中尤为丰富，进入晶状体的葡萄糖和半乳糖在醛糖还原酶的作用下，被还原为难以渗出细胞膜的醇类，引起晶状体内外渗透压的失衡，大量水分进入晶状体，致使晶状体蛋白纤维膨胀，结构排列紊乱，透光性下降，从而形成白内障。像苄达赖氨酸是一种醛糖还原酶抑制剂，能抑制眼中醛糖还原酶的活性，一定程度上延缓晶状体混浊的发展。在用于治疗糖尿病性白内障和半乳糖血症白内障的动物实验中亦被证实有效，然而其临床疗效均不十分确切。从机制上来讲，对于早期白内障患者，能够一定程度延缓晶状体混浊的发展，起到预防和延缓作用，但起不到治疗作用。很多患者可能会因此延误治疗，甚至造成严重并发症。

3. 白内障是不是等成熟了再做？

二十世纪六七十年代，由于医疗水平及设备的限制，白内障手术需要囊外摘出晶状体，认为晶状体长熟、长硬甚至完全混浊了，做起来相对容易些，但存在切口较大，需要缝线、术后感染风险较大，视力恢复较慢，手术源性散光较大等问题。随着医疗设备及技术的不断更新及快速发展，超声乳化白内障吸除术已广泛开展和普及，成为当前治疗白内障的主流微创手术。该技术是利用超声乳化仪，通过 3.0mm 甚至小到 1.8mm 的微小手术切口，使用超声波将晶状体核粉碎使其呈乳糜状，然后连同皮质一起吸除，术毕保留晶状体后囊膜，在患者眼内植入一枚人工晶状体，以代替原晶状体的部分功能。手术切口较小且不须缝合，组织损伤少，手术时间短，视力恢复快，屈光状态稳定，手术源性角膜散光较小，术后感染性眼内炎发生率显著降低，这使得白内障手术变得更加安全有效。该手术可显著提前白内障手术时机，使患者尽早恢复正常生活，争取更多工作时间，缩短等待白内障成熟而苦熬的漫长黑暗摸索时间。

超声乳化白内障吸除术要求白内障不能够太老。白内障并不是很熟的情况下，核相对软些，像"葡萄"一样，通过微小切口，经超声波很容易将其粉碎吸除，若晶状体太熟了，随着核硬度的增加，变得像石头一样，核粉碎需要的能量就会增多，手术时间延长，手术风险增大，对眼部损伤加重。甚至白内障熟到一定程度，就不适用于超声乳化技术，只能行 ECCE，且术后眼部恢复及视力恢复过程缓慢，预后不定。

白内障手术要早一点做为好，白内障发展过熟了，眼部结构会发生极大改变，可能会造成青光眼、虹膜炎等严重的并发症，不仅影响预后，也增加白内障手术的难度。还有不少老年性白内障患者因为等待期过长，耽误其他眼底问题如老年性黄斑变性、视网膜血管病变的及时诊断及治疗，严重影响视力预后。只要查出白内障，就可以根据自己的需要，及时请医师判断手术时机。目前，一般认为当视功能不再能满足患者的生活需要，且白内障手术可以提供改善视力的可能时，即可手术。一般的标准是，白内障患者视力降低至 0.3 ～ 0.5，就应该手术。也有一些特殊要求的患者，虽然视力比较好，但已经影响工作、学习、驾驶汽车等日常行为，也应该尽早接受手术。

4. 白内障不治疗有什么危害？

（1）继发性闭角型青光眼：在白内障逐渐形成时，晶状体会逐渐增厚、直径增大。直径增大使得晶状体与眼睛其他组织之间的空隙变小、晶状体增厚直接使晶状体前表面前移，两者都造成前房（角膜后、晶状体前的空间）变浅，使得房水引流的通道变得狭窄，增加闭角型青光眼发生的机会。白内障成熟时，晶状体部分组织液化膨胀，造成晶状体明显增厚。部分原先未诊断青光眼的病例会因晶状体膨胀、前房变浅，房角关闭，甚至发生瞳孔阻滞而发生继发性闭角型青光眼，表现为急性发作的眼痛、眼红，伴恶心、呕吐、头痛、眼压骤升。

（2）晶状体溶解性青光眼：白内障过熟期，晶状体皮质液化及晶状体囊膜通透性增大，液化的晶状体皮质漏入前房，被巨噬细胞吞噬，吞噬了晶状体蛋白的巨噬细胞或大分子晶状体蛋白均可阻塞小梁网，使房水外流受阻，造成房水流出阻力上升，眼压急剧升高，导致晶状体溶解性青光眼。

（3）晶状体过敏性青光眼：白内障成熟或过熟期，晶状体液化，晶状体蛋白漏出，当自身对晶状体蛋白的耐受丧失时会发生炎症反应，炎症反应累及小梁网时可引起或加重青光眼。

（4）晶状体过敏性眼内炎：常与晶状体过敏性青光眼伴随发生。

（5）晶状体脱位：随着白内障的发展，晶状体逐渐增厚、直径增大，导致晶状体悬韧带张力增加，晶状体悬韧带发生松弛或断裂，可致晶状体脱位（图2-5）。当晶状体坠入玻璃体腔时需行玻璃体切割术进一步治疗。当晶状体脱位范围较大时，正常生理结构被破坏，人工晶状体不能被植入到原有结构，需用缝线悬吊人工晶状体。

（6）失用性外斜视：如遇双眼白内障发展速度不同，患者长期以视力较好眼注视，视力差的眼久而久之就形成失用性外斜视。对儿童患者而言，斜视不仅仅是外观问题，还会影响患儿视功能发育，引起弱视，对患者身心健康的影响不可小觑。

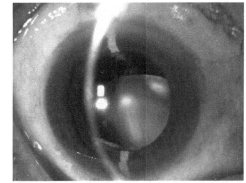

图2-5　晶状体脱位

5. 白内障术后会复发吗？

很多患者会有如此表述："做完白内障手术后视力恢复较好，但是一段时间后视力却出现逐渐减退的情况"，因此很多人认为白内障手术无法根治，极易出现复发情况。其实，这并不是白内障复发，应用超声乳化白内障吸除术需要保留患者原本的晶状体囊袋，这样便于人工晶状体更好地植入，而患者感到视力减退的原因就在于术中所保留的晶状体囊袋出现了混浊，在医学上我们称之为"后发障"。随着人工晶状体植入术的不断发展，目前白内障术后出现"后发障"的概率为2%～5%。在术后出现"后发障"并不意味着白内障复发，也不需要再次进行手术，只需要利用激光将混浊的晶状体囊袋切开，即可恢复视力。

6. 高龄者做白内障手术危险大吗？

对于高龄白内障，同时伴有心脑血管疾病的患者，手术治疗白内障确实具有一定风险，可能会诱发心脑血管疾病，因此在进行手术前，患者都需要做全面详细的检查，由专业的眼科医师进行评估，对于病情严重的患者，还会由眼科医师与内科医师共同会诊，在患者身体条件允许的情况下，一般不会发生较大的风险。白内障手术需在局部麻醉的条件下进行，手术时间较短，对于高龄患者而言，在专业医师的监督和协助下，也能进行手术。

第四节 青 光 眼

一、青光眼及相关概念

1. 青光眼的定义　青光眼是一组以特征性视神经萎缩和视野缺损为共同特征的疾病，病理性眼压升高是其主要危险因素。正常情况下，眼球内有一定的压力，称为眼压。当眼压间断或持续升高，超出视神经所能承受的能力时，会造成视神经损害，出现视野缺损及视力下降；有些患者眼压虽然在正常范围，但也出现了青光眼性视神经损害及视野缺损，最终导致视神经萎缩甚至失明，这一系列的病症称为青光眼。

2. 青光眼的危害　青光眼是世界第二大致盲性眼病，并且在不可逆致盲性眼病中排在首位，其危害远远大于白内障。青光眼的表现呈现多样化，有的青光眼发病急骤，几小时或几天内视力迅速下降，有的青光眼发病缓慢，极其隐匿，患者没有任何症状，不知不觉中视野缺损、逐渐失明。因此，人们又把青光眼称为"视力的小偷""视野的窃贼"，危害性极大。青光眼的危害主要表现为患者视力下降、视野缺损，最终不可逆转地出现失明致盲。一个青光眼患者，如果不治疗，从出现视野损害到完全失明的自然过程，依眼压水平不同而时间不同：眼压在 21 ～ 25mmHg 者，约为 14.4 年；25 ～ 30mmHg 者，约为 6.5 年；30mmHg 以上者，约为 2.9 年。

有研究推测，2020 年全球约有原发性青光眼患者 7960 万，约有 1120 万患者因青光眼而导致失明。我国原发性青光眼患者增长幅度较大，40 岁以上为易致病人群。中国 40 岁以上人群青光眼患病率约为 2.6%，致盲率为 15% ～ 30%，2020年我国原发性青光眼患者超过 2000 万。资料显示，我国青光眼分类中闭角型青光眼所占比例最高，其次为开角型青光眼和继发性青光眼，且闭角型青光眼的致盲率远高于开角型青光眼，给患者家庭及社会造成沉重的负担。

由此可见，青光眼对视觉健康威胁严重，因此全民青光眼健康教育、认识青光眼的发病特点、早期筛查、早期诊断、早期干预、规范有效的治疗以及病情进展监测应引起我国眼科界乃至整个社会的高度关注，这对于有效降低青光眼致盲率极为重要。

3. 眼压（intraocular pressure，IOP）　是眼球内容物作用于眼球壁及眼内容物之间相互作用的压力。正常眼压应该是不引起青光眼性视神经损伤和视功能损害的压力。眼压的统计学正常值范围为 1.47 ～ 2.79kPa（11 ～ 21mmHg）。

正常眼压不仅是眼压绝对值正常，还有双眼眼压对称、昼夜眼压相对稳定的特点。许多人的眼压在早晨最高，而在晚上或深夜时降至最低；也有些人的眼压高峰是在下午或晚上。眼压和身体其他生理指标，如体温、心跳、血压等一样有波动现象，一般昼夜波动幅度的范围为 3 ～ 6mmHg，24 小时眼压波动范围不应大于 8mmHg。另外，双眼眼压也存在差异，一般双眼眼压差值不应大于 5mmHg。

虽然眼压是诊断青光眼的重要指标，但却不是唯一依据，不能机械地以眼压高低判定是否为青光眼。临床上有青光眼直至失明，眼压一直在正常值范围内，称为"正常眼压性青光眼"，可能的原因是视网膜、脉络膜血管自身调节异常，视神经损害阈值降低，即眼压的"耐受压"降低。还有一种表现为眼压升高，通常为 21 ～ 30mmHg，但长期随访并不出现青光眼性视神经和视野损害，称为高眼压症，其发展为青光眼的概率只有 5% ～ 10%。

4. 前房和前房角

（1）前房（anterior chamber）：是由角膜、虹膜、瞳孔区晶状体、睫状体前部共同围成的腔隙。前房内充满房水，容积约 0.25ml，前房在瞳孔区最深（健康成年人约为 3.00mm），周边部变浅。

（2）前房角（angle of anterior chamber）：前外侧壁为角巩膜缘，后内侧壁为虹膜根部和睫状体前端，两壁在睫状体前端相遇，组成前房角，是房水排出的主要通道，对维持正常眼压起着非常重要的作用（图 2-6）。当前房角解剖结构或者房水排出功能异常时，房水排出受阻，眼压升高，导致青光眼发生。

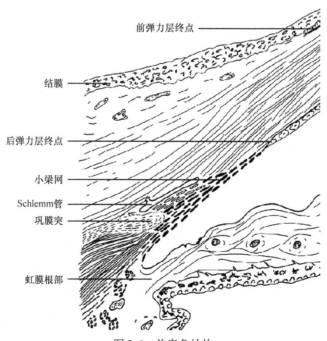

图 2-6　前房角结构

5. 房水循环途径 眼内的房水是循环流动的，如图 2-7 所示：房水由睫状体的睫状突上皮细胞产生，通过扩散及分泌进入后房，通过瞳孔到达前房，再由前房角经小梁网进入施莱姆（Schlemm）管，然后通过集液管和房水静脉最后进入巩膜表层静脉丛，回流到血液循环，另有少部分房水从前房角的睫状体带经葡萄膜巩膜途径引流（占 10% ~ 20%）或通过虹膜表面隐窝吸收（微量）。

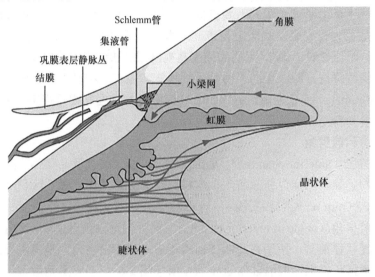

图 2-7 房水循环示意图

6. 眼压升高的原因 任何原因只要引起眼内容物增多（如房水分泌增加、房水排出减少和眼球内肿物）或者眼球外压力增加（如眼眶肿物等），都可能使眼压升高。

房水循环的动态平衡对眼压的稳定性非常重要，房水循环的任何一个环节发生障碍，都会影响到房水生成与排出之间的平衡，表现为眼压的高低变化。青光眼中眼压升高的病理过程主要有 3 个方面：睫状突生成房水的速率增加、房水通过小梁网路径流出的阻力增加以及表层巩膜的静脉压增加。绝大部分青光眼是因房水外流阻力增加所致。也就是说，房水正常产生而不能正常排出，使得眼内房水增多，造成眼压升高。

7. 视盘（optic disc） 是在黄斑鼻侧约 3mm 处有一 1.50mm×1.75mm、境界清楚、橙红色的圆形盘状结构，又称为视乳头（图 2-8）。它是由无髓神经纤维轴突在眼球后聚集形成，然后呈束状穿过巩膜筛板形成视神经，是视神经穿出眼球的部位（图 2-8）。视盘上有视网膜中央动脉、视网膜中央静脉通过，并分支分布于视网膜上。该部位缺乏感光细胞，因此在视野上表现为生理盲点。但正常时由于用两眼看物，一只眼视野中的盲点可被对侧眼的视野所补偿，因此人们并不会感觉到自己的视野中有盲点存在。

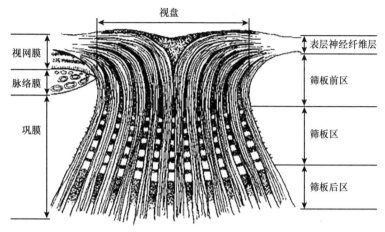

图 2-8 视盘解剖结构示意图

8. 杯盘比 视盘中央的小凹陷称为视杯（optic cup）。视盘表面通常与其周围视网膜表面居于同一平面或略突出，视网膜神经纤维穿过巩膜环和筛板，神经组织在大多数眼没有完全填满巩膜管后孔，使视盘表面形成生理性凹陷（视杯）。视杯之外的视盘区域称为盘沿。视杯与视盘的垂直直径的比例，称为杯盘比（C/D）（图 2-9），约 85% 正常眼 C/D ≤ 0.4，两眼的 C/D 差值也不超过 0.2。

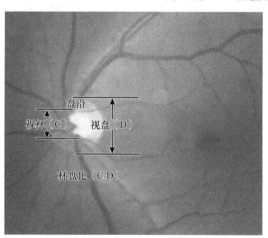

图 2-9 眼底杯盘比（C/D）测量

虽然 C/D 对诊断青光眼非常重要，但是人群中生理性大视杯的比率为 5% ～ 10%，约 50% 的患者有家族性的生理性大视杯倾向。C/D 通常双眼对称，盘沿宽窄符合"ISNT"规律［正常视盘的盘沿宽度一般遵循"ISNT"规律，即下方（inferior）最宽，上方（superior）、鼻侧（nasal）次之，颞侧（temporal）最窄］。

当病理性高眼压作用于筛板，压迫视神经纤维，便形成青光眼性杯凹，伴筛板板片结构的压缩和融合，尤其是在视盘的颞侧上、下极更为明显，因为此处的神经纤维最密集，是青光眼的易损部位。最终表现为杯盘比增大及盘沿变窄。

9. 视野（visual field） 是当眼向前固视一点时，黄斑区中心凹以外视网膜感光细胞所能见到的范围，又称为"周边视力"。正常视野（图2-10）有2个含义：①周边视力达到一定的范围；②视野范围内各部分光敏感度正常，与视盘及大血管对应为生理盲点。

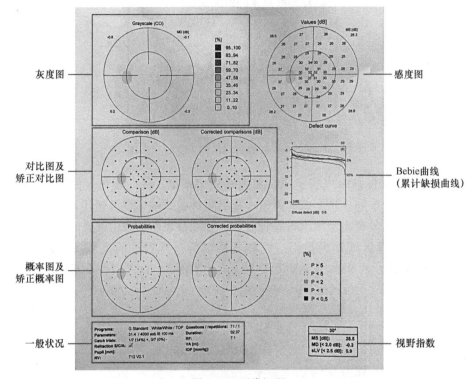

图 2-10　正常视野

因而，当视网膜感光细胞受损或者神经传导通路受损均可引起视野的改变，如管状视野（图2-11）。目前，视野多通过视野计来检测。

10. 青光眼引起视神经和视野损害的机制 各种类型的青光眼都具有视网膜、视神经损害这一共同的病理结局。青光眼视神经损害临床上表现为特征性的视神经萎缩，是神经节细胞轴突变性的直接表现。视网膜神经节细胞的轴突被星形胶质细胞分隔成束状，以水平线为界，呈弓形排列，分别从上、下方汇入视盘。

造成青光眼视神经损害的主要因素是病理性高眼压。眼压作用于筛板，直接压迫视神经纤维，阻碍了视网膜神经节细胞轴质流转运代谢和脑源性神经营养因子的获取；而视网膜、视神经血管调节障碍使视神经对眼压的耐受力降低，因此造成了视神经的特征性损害（图2-12）。

青光眼视野损害的形态与神经轴突的排列相对应，因此，青光眼会引起视野损害。由于目前临床应用的各种视野检查尚不够敏感，需待视神经纤维受损达到一定程度后方能检测出。

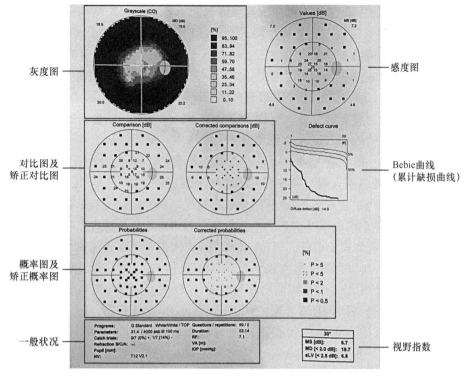

灰度图

感度图

对比图及
矫正对比图

Bebie曲线
（累计缺损曲线）

概率图及
矫正概率图

一般状况

视野指数

图 2-11 管状视野

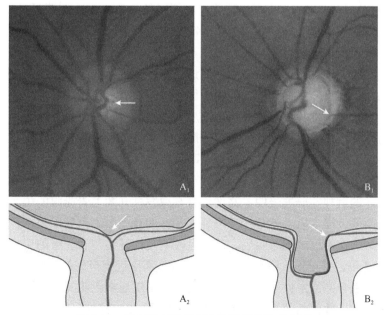

图 2-12 病理性高眼压导致视神经损伤示意图

A_1. 正常视盘眼底像；A_2. 正常视盘剖面图，白色箭头示正常视杯（生理性凹陷）；B_1. 青光眼视盘眼底像；B_2. 青光眼视盘剖面图，白色箭头示视杯明显扩大加深，盘沿变窄

11. 青光眼的主要症状 急性闭角型青光眼患者早期（先兆期）会出现一些症状，但由于症状轻微，容易被忽略。例如，轻度眼部发胀，鼻根酸胀，头痛，尤其是情绪波动或身处暗处时间过长；视力下降不明显，但出现雾视（白天视物呈蒙雾状）或虹视（夜间看灯光周围出现七彩光圈或晕轮，犹如彩虹一样）。如已出现上述症状，建议进行青光眼筛查。如出现眼部剧烈疼痛、恶心呕吐等症状，可能为急性闭角型青光眼急性大发作，应尽快去医院就诊，以免延误治疗时机。

慢性闭角型青光眼和原发性开角型青光眼早期几乎无症状，当出现明显的视力下降、视野缩小时已是晚期，所以青光眼的易感人群应定期检查。

12. 青光眼的易感人群 存在青光眼危险因素的人群具有以下特征：

（1）具有青光眼家族史：经流行病学研究发现，青光眼的发病是具有家族聚集性的，遗传因素是患病的主要因素之一。最常见的原发性闭角型青光眼和原发性开角型青光眼的发病均属于多基因遗传。具有家族史人群青光眼患病率是无家族史人群的 5～10 倍。所以有青光眼家族史人群应积极进行青光眼筛查，以期及早发现。

（2）经过体检 C/D > 0.6 或前房深度较浅：C/D 增大是青光眼的一个特征性结构改变，此类人群必须进行青光眼的筛查。

中央前房深度为角膜后表面顶点与晶状体前表面顶点的距离，深度小于 2.5mm 为浅前房，提示虹膜的前移，前房角变窄或关闭。前房深度越浅，青光眼患病风险越大。

（3）年龄较大、具有年龄相关性白内障：闭角型青光眼一般常见于 40 岁以上人群，患病高峰为 55～75 岁，随着年龄的增长，晶状体会逐渐吸水膨胀变厚，体积变大，位置前移并推动虹膜前移使前房角变窄，从而阻碍房水的外流，眼压升高，出现继发性闭角型青光眼。

而当白内障过熟期，囊膜松弛、通透性增强，混浊的晶状体便可溢出大量可溶性的高分子晶状体蛋白，通过前囊的微小裂口渗入前房引起炎症反应，使小梁网水肿，晶状体蛋白和吞噬了晶状体皮质而肿胀的巨噬细胞也会阻塞小梁网，最终阻碍房水外流，从而继发开角型青光眼即晶状体溶解性青光眼。所以年龄较大或有年龄相关性白内障的人群也是青光眼筛查的重点对象。

（4）高度近视、青少年变性近视：高度近视是指屈光矫正度数 ≥ –6.00D 或眼轴 ≥ 26mm 的近视。研究表明，高度近视与原发性开角型青光眼的关系密切。有学者认为高度近视本质上就是一种慢性潜伏性的青光眼。高度近视常伴有眼压升高的症状，确切的机制尚不明确。高度近视原发性开角型青光眼的患病率为正常群体的 7.15 倍，甚至有人提出眼压的升高就是高度近视形成的原因。

高度近视合并原发性开角型青光眼的患者早期通常无明显症状，发病较隐匿，前房较深，眼压数值偏低。高度近视本身 C/D 偏大；视网膜和脉络膜的萎缩会影响医师对视盘苍白和萎缩的判断；巩膜的变薄和局限性扩张，从而在鼻侧牵引使血管不发生屈膝和移位。这些因素都对原发性开角型青光眼的早期诊断造成干扰。

所以应对高度近视患者着重进行原发性开角型青光眼的筛查。

如果是青少年近视，尤其是每年近视度数加深较快（大于100度）者，也要提防青少年开角型青光眼。

（5）远视眼：一般眼轴较短，眼球内部结构较拥挤，使前房变浅，房角变窄。如果该类人群情绪激动、熬夜、长期低头作业或处在暗室环境下，易发生闭角型青光眼的急性发作。所以远视眼人群应进行青光眼的筛查，如果发现前房角狭窄应及早进行预防治疗。

（6）糖尿病：众所周知，糖尿病患者易患糖尿病视网膜病变，其最大危害就是视网膜缺血、缺氧，从而刺激机体产生促血管内皮生长因子（VEGF），VEGF不仅可以促进视网膜新生血管的生长，还可使虹膜表面和小梁形成新生血管膜，这种增生会堵塞小梁网，引起虹膜前粘连和前房角关闭，进而升高眼压，即患新生血管性青光眼，损害患者视力、视野，不易控制，直至失明。所以糖尿病患者应进行青光眼筛查。

（7）A型性格和女性：有研究表明，青光眼患者普遍具有情绪易波动，急躁易怒，中度或重度紧张焦虑，缺乏耐性，易被激惹，易出现心理负担较重的情况。这种性格在心理学被归类为A型性格。据研究，A型性格人的血液中含有较多的儿茶酚胺，可以释放出大量的肾上腺素和去甲肾上腺素，在这两种物质的作用下，虹膜和睫状突动脉充血扩张进而使睫状体水肿，从而造成晶状体的进一步前移，前房变得更浅，形成瞳孔阻滞，诱发青光眼。且A型性格的人情绪不稳定，导致的自主神经调节紊乱也可诱发青光眼。所以有此性格的人群也应自觉进行青光眼的筛查。

而原发性闭角型青光眼的患者中女性较多，男女患者比例基本为1：3，其原因可能是中老年女性绝经后，卵巢分泌雌、雄激素的功能减退而肾上腺是产生雌、雄激素的主要来源，下丘脑-垂体-肾上腺轴的功能增强也会使儿茶酚胺的水平升高，进而接近A型性格，增加青光眼的发病率。所以中老年女性尤其要注意提防青光眼。

（8）长期服用糖皮质激素药物及准分子激光术后：由于糖皮质激素具有很好的抗炎、抗过敏和抑制免疫应答作用，而广泛用在诸多疾病的控制治疗上。全科以及眼科都有需要大量或长期服用糖皮质激素的疾病，如结缔组织病、肾病综合征、葡萄膜炎等。治疗近视的准分子激光术后也常使用糖皮质激素来促进术后恢复和防止近视回退。但糖皮质激素可以使小梁细胞功能和细胞外基质发生改变，房水流出通道阻力增加导致眼压升高。由于大部分患者眼压都是逐步上升的，初期可能难以察觉，所以长期服用糖皮质激素的患者一定要定期行青光眼的相关检查，如有症状立即停用或减少糖皮质激素的使用量，避免对视功能的进一步损害。

（9）婴幼儿型青光眼：某些婴幼儿看着有一双又大又黑还"水汪汪"的眼睛，且怕光、流泪，常烦闹哭吵，要提防婴幼儿型青光眼。持续的眼压升高最终会导致患儿失明，遗憾终生。如果发现有以上特征的婴幼儿建议进行青光眼的筛查，以尽早发现，积极治疗。

（10）高血压及低血压：近年来的研究表明，原发性开角型青光眼特别是正常眼压性青光眼与视网膜、脉络膜血管自身调节异常因素有关。高血压及低血压会使血液循环失调，从而对视神经造成损害。具体机制尚不完全明确，但此类患者也应进行青光眼筛查。

13. 青光眼的鉴别诊断 原发性闭角型青光眼急性发作时眼压急剧升高，常在 50mmHg 以上，表现为剧烈头痛、眼痛，伴有恶心、呕吐等症状。临床上常与胃肠道疾病、颅脑疾病或偏头痛混淆，因而很多患者首先就诊于消化科或神经内科，经检查排除相关疾病后才转到眼科就诊，所以有上述症状的患者一定要排除青光眼。

二、青光眼分类

根据目前临床上常用的分类方法，我们通常将青光眼分为原发性青光眼、继发性青光眼和发育性青光眼。其中原发性青光眼是主要的青光眼类型，在我国约占 86.7%，原发性青光眼又分为原发性闭角型青光眼和原发性开角型青光眼两个基本类型。

（1）原发性青光眼

1）原发性闭角型青光眼：是我国最常见的青光眼类型。因原先即存在的解剖结构异常，造成眼内排水通道（前房角）机械性阻塞关闭，导致眼内房水流出受阻，引起眼压升高的一类青光眼。依据其临床表现不同，原发性闭角型青光眼又分为急性闭角型青光眼和慢性闭角型青光眼。

2）原发性开角型青光眼：又称慢性开角型青光眼、慢性单纯性青光眼等。这一类青光眼具有以下特征：①两眼中至少一只眼的眼压持续大于21mmHg；②前房角是开放的，具有正常外观；③眼底存在青光眼特征性视网膜、视神经损害和（或）视野损害；④没有与眼压升高相关的病因性眼部或全身其他异常。

这类青光眼的病程进展较为缓慢，且多数无明显症状，因此不易早期发现，具有更大的威胁性。

（2）继发性青光眼：是以眼压升高为特征的眼部综合征，其病理生理是某些眼部或全身疾病，或某些药物的不合理应用，干扰了正常的房水循环，或阻碍了房水外流，或增加了房水生成。其常见的原发病变主要有白内障（膨胀期或过熟期）、晶状体脱位、炎症、外伤、出血、血管疾病、糖皮质激素性相关综合征、眼部手术以及眼内肿瘤等。

（3）发育性青光眼：是胚胎时期和发育期内眼内房角组织发育异常所引起的一类青光眼，多数在出生时异常已存在，但可以到儿童少年时期，甚至青年时期才发病，而表现出症状和体征，曾有先天性青光眼之称，分为婴幼儿型青光眼、青少年型青光眼和伴有其他先天异常的青光眼 3 类。发育性青光眼的患病率在出生活婴中约为万分之一，婴幼儿型青光眼的患病率约为三万分之一，双眼累及者约为 75%，男性较多，约为 65%。

1. 原发性闭角型青光眼

（1）常见原因：原发性闭角型青光眼多见于 40～50 岁以上的中、老年人，女性较多见。患眼一般具有眼轴短、角膜小、前房浅、前房角窄、晶状体厚等解剖特征。患眼常为远视眼。具有一定的遗传倾向。情绪激动，暗室停留时间过长，局部或全身应用抗胆碱药物，均可使瞳孔散大，周边虹膜松弛，从而诱发本病。长时间阅读、疲劳和疼痛也是本病的常见诱因。

（2）分类及分期：依据临床表现不同，原发性闭角型青光眼分为急性闭角型青光眼和慢性闭角型青光眼。依据病情进展的不同阶段，急性闭角型青光眼分为临床前期、先兆期、急性发作期、间歇缓解期、慢性进展期；慢性闭角型青光眼分为早期、进展期、晚期。完全失明的患眼为绝对期。

（3）急性发作的临床表现

1）眼压急剧升高，眼压常在 50mmHg 以上。

2）表现为剧烈头痛、眼痛，伴有恶心、呕吐等症状。临床上应注意与胃肠道疾病、颅脑疾病或偏头痛相鉴别。

3）视力急剧下降，常降到指数或手动。

4）患者可有"虹视"的主诉：主要是由于水肿的角膜上皮及其上皮细胞间出现大量的小水疱，这些小水疱由于重力作用呈水滴状，类似三棱镜，使通过的光线产生折射现象，从而出现虹视（看灯光周围出现七彩光圈或晕轮，犹如彩虹一样）。

5）体征：眼睑水肿，球结膜混合充血，角膜水肿，角膜后色素沉着；前房浅，前房角关闭，虹膜脱色素；房水可有混浊，甚至出现絮状渗出物；瞳孔中度散大，对光反射消失，常呈竖椭圆形，有时可见局限性瞳孔后粘连；如可见眼底，可发现视网膜中央动脉搏动、视盘水肿或出血，但在急性发作期因角膜水肿，眼底多看不清。

（4）小发作的临床表现：急性闭角型青光眼小发作持续时间很短，临床医师不易遇到，大多依靠一过性发作的典型病史、特征性浅前房、窄房角等表现做出诊断。小发作有时会误诊为偏头痛。表现为阵发性视物模糊、虹视、患侧头痛、眼眶痛、鼻根酸胀等症状；眼压升高，眼部可有轻度充血或不充血，角膜轻度雾状水肿，瞳孔可稍扩大，对光反射迟钝，前房角部分关闭。休息后可缓解，除浅前房外多无永久性损害，可反复多次发作。

（5）慢性临床表现

1）发病年龄较急性闭角型青光眼者更早。

2）前房角粘连和眼压升高逐渐进展，无眼压急剧升高的相应症状。

3）眼前段组织除周边前房浅外无明显异常，不易引起患者警觉。

4）视盘在高眼压的持续作用下渐渐萎缩、形成凹陷，视野也随之发生进行性损害。

5）本病症状隐匿，少数患者可有轻度眼胀、雾视、头痛。多数患者可无任何自觉症状，往往只是在做常规眼科检查时，或于病程晚期患者感觉到有视野缺损时才被发现。

2. 原发性开角型青光眼

（1）好发人群：原发性开角型青光眼病因尚不完全明确，可能与遗传有关。主要危险因素包括高眼压人群、老年人、有原发性开角型青光眼家族史、中央角膜厚度较薄、高度近视、糖尿病、甲状腺功能低下、心血管疾病和视网膜静脉阻塞等。

（2）临床表现

1）通常双眼患病，但发病时间和程度不一。

2）症状：发病隐匿，进展缓慢，不易察觉。多数患者可无任何自觉症状，直到晚期，视功能遭受严重损害时才发觉。

3）眼压：眼压升高，眼压波动幅度较大。

4）眼前节：前房角为开角。大多数患者为宽角，但部分患者为窄角。眼前节多无明显异常。

5）眼底：出现青光眼性视神经损伤，包括盘沿局限性变窄或缺失，特别是在上、下方盘沿；视盘凹陷进行性扩大；视盘或盘沿浅层出血；双眼视盘凹陷不对称，C/D 差值＞0.2；视网膜神经纤维层缺损；出现青光眼性视野缺损。

（3）高眼压症：指患者眼压超过正常水平，通常 21 ～ 30mmHg，但长期随访并不出现青光眼性视神经和视野损害，前房角正常开放。其中包括 2 种情况：①原发性开角型青光眼的早期眼压升高，但尚未出现视神经损害；②眼压高于统计学正常范围的健康人，因为我们所说的正常眼压是一个统计学上的可信区间，也就是说有些健康人可能存在眼压高的情况。

高眼压症发展为原发性开角型青光眼的概率为 5% ～ 10%，高眼压症发展为青光眼的危险因素包括：角膜较薄、高龄、眼压超过 30mmHg（也有医师认为超过 25 ～ 27mmHg）、C/D 较大、视野的模式标准差（PSD）较大。对有这些危险因素的患者，应积极采用药物降低眼压，因为眼压下降 20% 或 ≤ 24mmHg，发展成青光眼的危险性可下降至 5%，相当于下降一半。

正常眼压性青光眼指患者 24 小时测量眼压从未超过 21mmHg，即眼压正常，却出现了青光眼性视神经损害和视野缺损，前房角正常开放，同时排除了其他因素，如颅内病变、缺血疾病等。可能的原因是视网膜、脉络膜血管自身调节异常，视神经损害阈值降低，即眼压的"耐受压"降低。治疗同原发性开角型青光眼，也是要降低眼压和保护视神经。

3. 继发性青光眼 是继发于某些眼部疾病或者全身疾病的青光眼，这些眼部疾病或者全身疾病影响或破坏了正常的房水循环，使房水排出受阻，或增加了房水生成，引起眼压升高，继发青光眼。

常见的继发性青光眼包括新生血管性青光眼、晶状体源性青光眼、炎症性青光眼、外伤继发性青光眼、糖皮质激素性青光眼等。

（1）新生血管性青光眼（图2-13）：某些眼部疾病，尤其是视网膜血管性疾病，如视网膜中央静脉阻塞（图2-14）、增生性糖尿病视网膜病变（图2-15）、眼缺血综合征、视网膜中央动脉阻塞、眼内肿瘤、视网膜脱离及其术后等，引起眼部缺血、缺氧，眼内 VEGF 表达量升高，新生血管生成。新生血管可遍布整个眼球，自视网膜向前发展至房角、虹膜，当新生血管延至

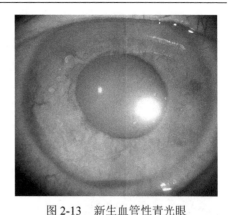

图 2-13　新生血管性青光眼

可见虹膜表面大量新生血管，下方前房可见积血液平

前房角，分布于小梁网，阻碍小梁网的房水流出，继发开角型青光眼。后期，新生血管膜收缩，导致前房角粘连关闭，继发闭角型青光眼，表现为眼压升高、视力显著降低。属于难治性青光眼，预后不良。可进行全视网膜光凝术、抗 VEGF 药物玻璃体腔/前房注射、降眼压药物治疗，手术首选青光眼引流装置植入术，对绝对期患者采用睫状体破坏性手术、球后酒精注射、眼球摘除术等。因此，对新生血管性青光眼应以预防为主，积极治疗原发眼病，定期检查眼底和前房角，如发现新生血管，应及时行眼底激光治疗。

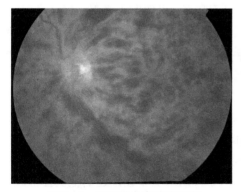

图 2-14　视网膜中央静脉阻塞

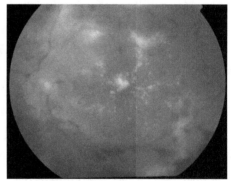

图 2-15　增生性糖尿病视网膜病变

（2）晶状体源性青光眼：白内障在发展过程中分为 4 个时期，即初发期、膨胀期、成熟期和过熟期。膨胀期、过熟期白内障均会继发青光眼。继发青光眼后再行白内障手术，将对术后视力恢复造成不可逆的影响，因此白内障患者应及时行手术治疗。

1）膨胀期白内障导致青光眼：老年性白内障膨胀期，晶状体皮质膨胀，推挤虹膜前移，可导致前房变浅、房角关闭，阻碍房水流出，引起眼压升高，继发青光眼。这种青光眼是一种闭角型青光眼。

2）晶状体溶解性青光眼：过熟期的白内障，晶状体囊膜渗透性增加，晶状体

皮质液化，可透过囊膜漏出至前房，阻塞前房角，阻碍房水流出，引起眼压升高，继发青光眼。这种青光眼称为晶状体溶解性青光眼，是一种开角型青光眼。

3）晶状体过敏性青光眼：是外伤、手术或过熟期白内障等导致晶状体皮质漏出，机体对晶状体蛋白产生过敏反应所继发的青光眼。这种继发性青光眼的发生机制较为复杂：漏出的晶状体蛋白阻塞前房角，导致眼压升高；过敏反应产生葡萄膜炎，累及小梁网，导致小梁网水肿，影响房水流出，导致眼压升高。

4）晶状体脱位继发青光眼（图2-16）：如马方综合征的患者，由于先天发育性原因，悬韧带发育不良，易罹患晶状体脱位或半脱位，晶状体位置前移，推挤虹膜

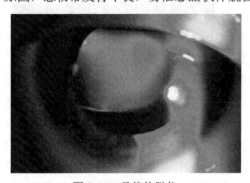

图 2-16　晶状体脱位
可见下方悬韧带断裂，晶状体向上方移位

前移，导致前房变浅、房角关闭，继发闭角型青光眼。又如 Weill-Marchesani 综合征患者，晶状体发育异常，呈球形，可致瞳孔阻滞，继发青光眼。另外，Weill-Marchesani 综合征患者也易发生晶状体脱位，继发青光眼。

（3）炎症性青光眼：急性虹膜睫状体炎时，前房炎性渗出物增多，炎症细胞、蛋白、纤维素以及组织细胞碎片等阻塞前房角，或炎性介质和毒性物质损伤小梁网，导致房水流出受阻，眼压升高，可继发青光眼。慢性炎症时，周边虹膜前粘连或虹膜后粘连引起瞳孔阻滞，以及炎症导致前房角粘连，均可通过影响房水流出而继发青光眼。而在虹膜睫状体炎的治疗过程中，长时间应用糖皮质激素也可能成为眼压升高的一个因素。

（4）外伤继发性青光眼：眼钝挫伤继发青光眼的类型很多，包括：

1）眼钝挫伤引起外伤性虹膜睫状体炎，继发青光眼（机制见炎症性青光眼）。

2）眼钝挫伤引起眼内出血，前房中的血细胞阻塞小梁网，继发青光眼；当前房积血量较大时，血液较难吸收，如在瞳孔区形成机化血膜，引起瞳孔阻滞，继发青光眼；眼内出血，尤其是玻璃体积血，如长期未能吸收，红细胞变性形成血影细胞，通过破损的玻璃体前界膜进入前房，阻塞小梁网，阻碍房水外流，引起"血影细胞性青光眼"；眼内出血致含有血红蛋白的巨噬细胞、红细胞碎片阻塞小梁网，小梁细胞发生暂时的功能障碍，房水流出受阻，继发溶血性青光眼；小梁细胞长期吞噬红细胞释放的血红蛋白，血红蛋白中的铁离子造成小梁网铁锈症，功能障碍，引起"血黄素性青光眼"。

3）眼钝挫伤引起房角后退（图2-17），小梁网损伤、水肿，功能障碍。小梁组织损伤后修复，瘢痕形成，导致房水流出受阻，继发青光眼。

4）眼钝挫伤引起晶状体脱位，可继发青光眼（机制见晶状体源性青光眼）。

（5）糖皮质激素性青光眼：是指长期局部或全身应用糖皮质激素而引发的青光

眼，其发病机制为小梁细胞功能和细胞外基质改变，房水外流阻力增加，眼压升高，属于开角型青光眼。糖皮质激素性青光眼发生的时间及严重程度与所使用药物的种类、剂量、给药途径、使用时间长短以及个体易感性的差异有关。地塞米松、曲安奈德、泼尼松龙等糖皮质激素制剂较易引起糖皮质激素性青光眼，而使用氯替泼诺继发青光眼的病例则相对较少。给药途径：局部点眼、球后注射、球旁注射、结膜下注射、玻璃体腔注射等。原发性开角型青光眼、高度近视、

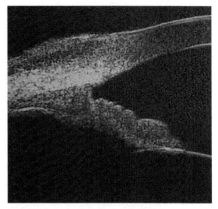

图 2-17　眼钝挫伤引起房角后退

糖尿病、结缔组织病患者为易感人群。多数易感者在局部滴眼后 2～6 周出现眼压升高，多见于春季角结膜炎、近视手术后及玻璃体腔注射曲安奈德治疗黄斑水肿等。该病应以预防为主，选择较少可能引起眼压升高的药物，加强随访、告知患者。如果出现眼压升高，应立即停药，同时应用降眼压药物，必要时行滤过性手术。多数患者可在停药后眼压即恢复正常，也有少数患者在停药后眼压持续升高。

4. 婴幼儿型青光眼　常在出生时或 2～3 岁前发病，主要表现为：畏光、流泪、眼睑痉挛；眼球增大，尤以角膜和角巩膜缘处为著，表现为"水眼"或"牛眼"；角膜上皮雾状水肿；角膜的不断增大可导致后弹力层破裂，形成 Haab 纹；视盘比（C/D）增大；眼压升高。

5. 青少年型青光眼　通常在 3 岁以后发病，临床表现类似原发性开角型青光眼，一般无症状，视力逐渐下降，至视功能明显损害时就诊，也有部分患者因失用性斜视就诊。无眼球增大，由于巩膜仍有弹性，患者可表现为变性近视度数加深。眼压升高发展到一定程度可出现虹视、雾视、眼胀、眼红、头痛、恶心呕吐、视力下降等急性发作表现，视野缩窄，最终视力完全丧失。

三、青光眼的诊断与治疗

1. 青光眼检查项目　青光眼是一种主要以病理性眼压升高为主要临床症状的眼病，发病时会威胁和损害视网膜、视神经及其通路，从而损害视觉功能。如不及时采取有效治疗手段，会导致视野的全部消失直至失明，且不存在有效的医疗手段逆转恢复，致盲率极高，因此不容忽视。当怀疑青光眼时需要进行视力、裂隙灯、眼底视盘、眼压、视野、前房角等检查。

（1）视力检查：一般 1～2 个月测量一次视力，对于视力不佳的青光眼患者需验光检查最佳矫正视力。

（2）裂隙灯检查：作为眼科常规检查中必不可少的项目，对于初诊及已确诊

为青光眼，长期应用药物或激光、手术后的患者，均应定期检查。

（3）眼底视盘检查：观察青光眼患者视盘凹陷有无扩大、出血，视网膜神经纤维层缺损有无发展，是判断青光眼进展的重要标志（图 2-18、图 2-19）。观察眼底视盘的方法很多，如直接检眼镜检查、眼底照相、海德堡视网膜厚度检查（HRT）、偏振激光检测仪（GDx）或光学相干断层扫描（OCT）（图 2-20）检查。其中，眼底照相及 OCT 视盘扫描可以立体评价视杯大小、深浅、盘沿宽窄、有无切迹等改变及视网膜神经纤维层有无缺损，可根据眼压控制的情况每 6 ～ 12 个月进行复查。

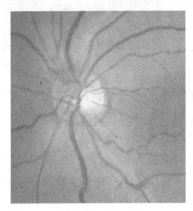 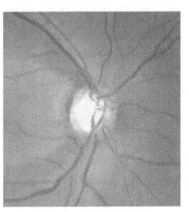

图 2-18　正常视盘　　　　　　　图 2-19　青光眼视盘

杯盘比（C/D）增大

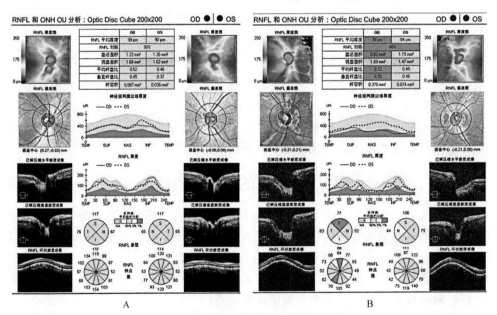

图 2-20　视盘光学相干断层扫描图像

A. 正常视盘，可见双眼杯盘比无增大，视网膜神经纤维层厚度正常；B. 异常视盘，可见右眼视盘杯盘比增大，视网膜神经纤维层缺损

（4）眼压测量：目前，青光眼最重要的治疗措施之一就是使眼压控制在目标眼压范围内，因此测量眼压尤其重要。对于病情进展、眼压控制不理想者，需定期测量 24 小时眼压。眼压测量方法有指测法和眼压计测量法。目前常用的眼压计测量法分为非接触式眼压计（图 2-21）与接触式眼压计测量。非接触式眼压计又称为压平式眼压计（戈德曼眼压计，图 2-22），接触式眼压计又称为压陷式眼压计（希厄茨眼压计，图 2-23），测量时均需要表面麻醉，其中压平式眼压计测量是测量眼压的"金标准"。

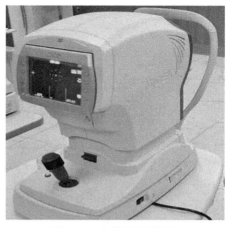

图 2-21 非接触式眼压计

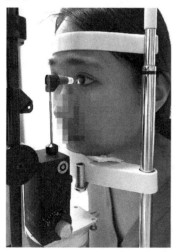

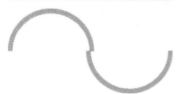

图 2-22 戈德曼眼压计及测量时所见图像

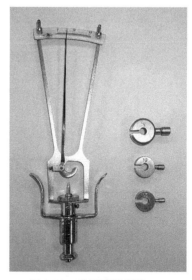

图 2-23 希厄茨眼压计

（5）视野检查：是了解视功能的重要手段。通常眼压控制较好时，每 6 ～ 12 个月检查一次视野。如果为视盘没有明显损害，眼压又控制较好的早期病例，一年复查一次视野；对已有视盘损害，眼压控制较好的病例，每 4 ～ 6 个月复查一次视野；眼压控制不良者，应每 2 ～ 3 个月复查一次视野。

早期损害中心视野，通常表现为旁中心暗点、鼻侧阶梯样缺损、弓形暗点、上下弓形暗点相连接就会形成环形暗点（图 2-24）。

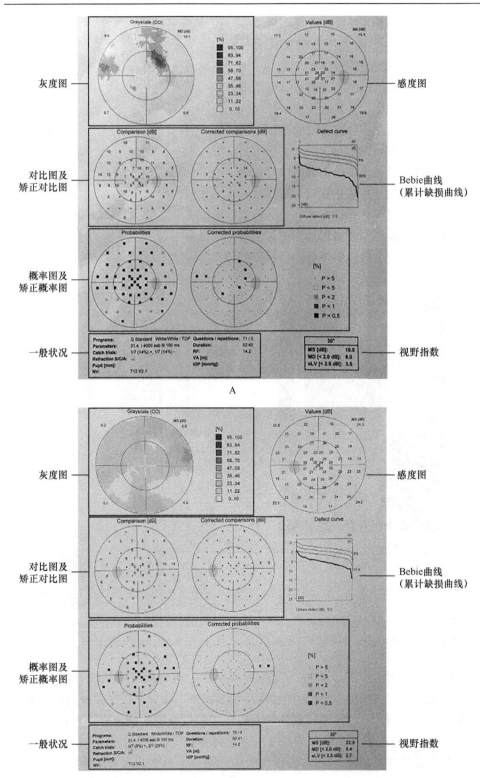

灰度图 —— Grayscale (CO)

感度图 —— Values [dB]

对比图及
矫正对比图 —— Comparison [dB]　Corrected comparisons [dB]

Bebie曲线
（累计缺损曲线）—— Defect curve

概率图及
矫正概率图 —— Probabilities　Corrected probabilities

一般状况

视野指数

A

灰度图 —— Grayscale (CO)

感度图 —— Values [dB]

对比图及
矫正对比图 —— Comparison [dB]　Corrected comparisons [dB]

Bebie曲线
（累计缺损曲线）—— Defect curve

概率图及
矫正概率图 —— Probabilities　Corrected probabilities

一般状况

视野指数

B

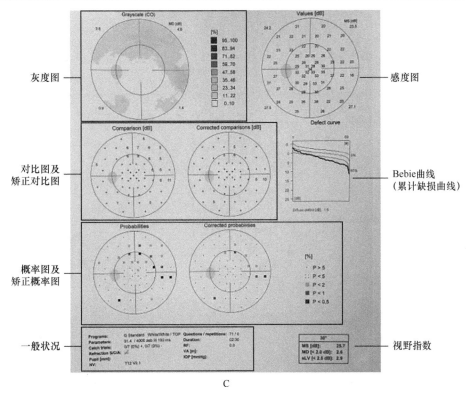

灰度图

感度图

对比图及
矫正对比图

Bebie曲线
（累计缺损曲线）

概率图及
矫正概率图

一般状况

视野指数

C

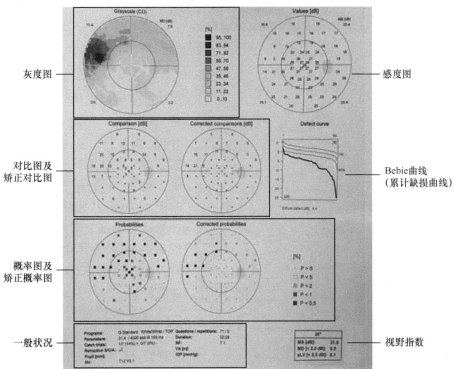

灰度图

感度图

对比图及
矫正对比图

Bebie曲线
（累计缺损曲线）

概率图及
矫正概率图

一般状况

视野指数

D

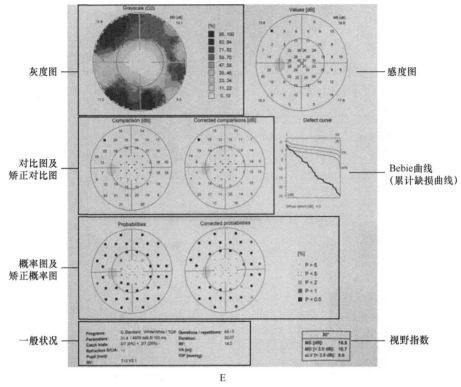

E

图 2-24 早期损害中心视野患者视野检查

A. 右眼旁中心暗点及鼻上方阶梯样缺损；B. 左眼鼻上方阶梯样缺损；C. 左眼上方旁中心暗点及鼻侧阶梯样缺损；
D. 右眼上方弓形暗点；E. 左眼环形暗点

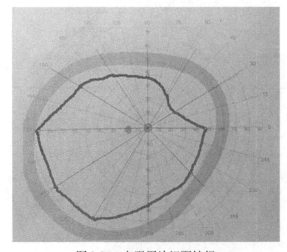

图 2-25 左眼周边视野缺损

一般中心视野出现暗点时，周边视野同时或稍后也会出现损害（图 2-25）。早期从鼻侧周边部开始，先是鼻上方、后是鼻下方，然后鼻下方继续扩展，最后是颞侧。视野的损害可表现为周边部的楔形或扇形压陷缺损。

随着颞侧视野向心性缩小，最后逐渐形成管状视野（中央 5° ～ 10°）（图 2-26），中心视力可能仍较好。

如鼻侧的视野损害进展过快，最终可在颞侧留下一小片岛状视野，称为颞侧视岛（图 2-27）。

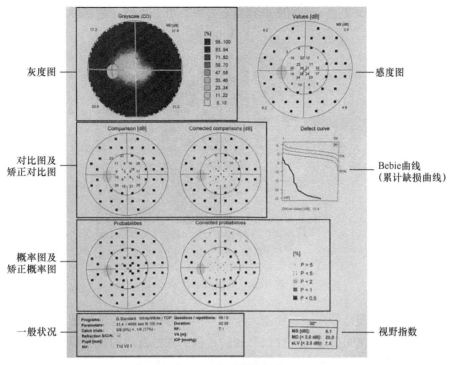

灰度图

感度图

对比图及矫正对比图

Bebie曲线（累计缺损曲线）

概率图及矫正概率图

一般状况

视野指数

图 2-26　左眼管状视野

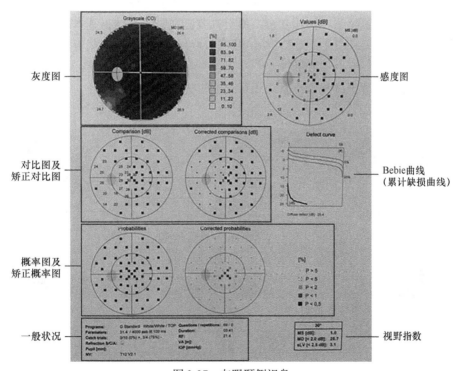

灰度图

感度图

对比图及矫正对比图

Bebie曲线（累计缺损曲线）

概率图及矫正概率图

一般状况

视野指数

图 2-27　左眼颞侧视岛

残存的视野如果进一步发展最终完全丧失，患者失明（图 2-28）。

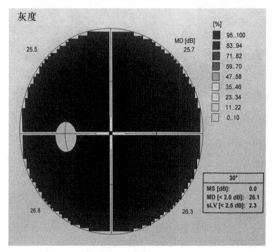

图 2-28　左眼视野消失

　　由于视野检查是一项主观检查，受诸多因素影响，如患者的配合度、检查时的身体状态、屈光间质是否混浊、是否矫正视力和检查者的经验等，所以视野检查的结果是否准确要结合其他检查判断。比如通过 OCT 视盘分析模式进行神经纤维层厚度的测量，由于神经纤维层的变薄一般先于视野缺损，如果神经纤维层变薄的位置与视野缺损的部位相吻合，就可以判断视野检查结果基本准确。也可通过眼底照相来观察视盘形态、C/D 及视网膜神经纤维层是否存在青光眼的特征改变来间接验证视野检查的准确性。

　　定期随访进行多次视野检查，还可观察青光眼患者的视神经、视野损害是否发生进展（图 2-29）。

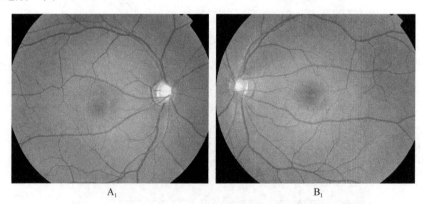

A₁　　　　　　　　　　　　　　　　B₁

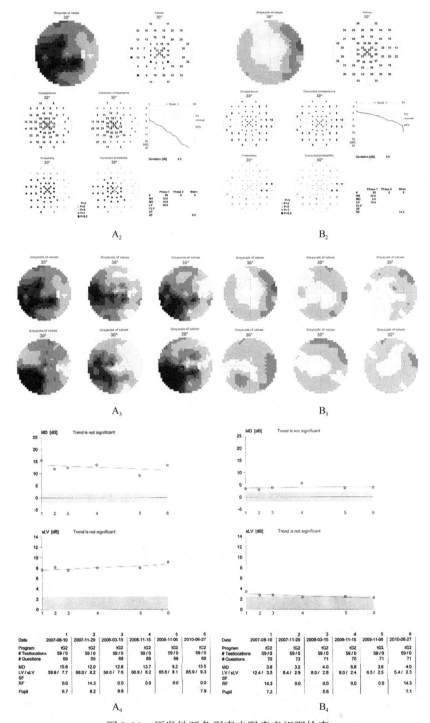

图 2-29 原发性开角型青光眼患者视野检查

A_1. 右眼眼底照相；B_1. 左眼眼底照相；A_2. 右眼中心视野；B_2. 左眼中心视野；A_3. 右眼多次随访中心视野的灰度图；
B_3. 左眼多次随访中心视野的灰度图；A_4. 右眼多次随访中心视野的趋势图；B_4. 左眼多次随访中心视野的趋势图

（6）前房角检查：目前常用的前房角检查方法包括：前房角镜（图2-30）、超声生物显微镜（UBM）（图2-31～图2-33）及前节OCT检查。了解前房角的正常结构和异常表现，对于青光眼的病因与发病机制、诊断与分类，青光眼的药物、激光和手术治疗选择、预后评价都十分重要。可根据临床需要进行复查。

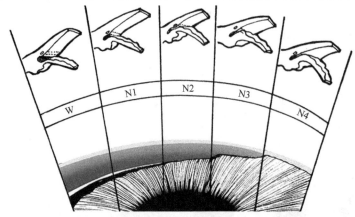

图2-30　前房角镜检查时，依Scheie前房角分级法

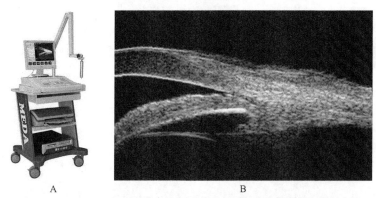

图2-31　超声生物显微镜（UBM）（A）及其扫描的前房角图像（B）

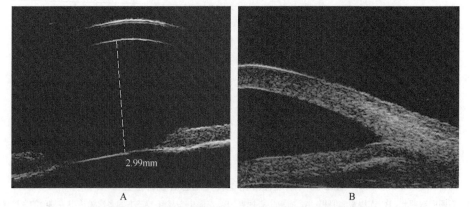

图2-32　超声生物显微镜检测正常深度的前房和前房角

A.中央前房深度为2.99mm；B.前房角为宽角、开角

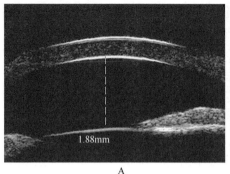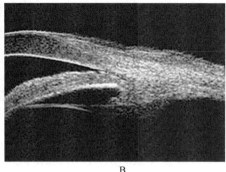

图 2-33　超声生物显微镜检测原发性闭角型青光眼患者的前房浅、房角窄

A. 中央前房深度为 1.88mm；B. 前房角狭窄

（7）血压及血液黏稠度等全身检查：一般认为，血压太低可使眼动脉供血不足而造成视功能受损。有学者曾对原发性青光眼患者的眼压、血压、C/D 与青光眼进展与否做研究，概括了不同收缩压、C/D 下，青光眼患者所能耐受的平均眼压标准。如果收缩期血压相当于眼压的 6.5 ～ 7.0 倍，舒张期血压等于眼压的 3.5 ～ 4.0 倍，两者大致上是适应的；若血压偏低，血压与眼压差距缩小，视野恶化的可能性增大。另外有研究表明，原发性开角型青光眼患者的血液黏稠度相比正常人升高，且与视功能损害相关。因此，对有血液黏稠度升高的患者，还可给予降低血液黏稠度的药物治疗，定期复查，及时调整用药，以保护患者视功能。

2. 青光眼药物治疗　青光眼的治疗包括药物、激光和手术。青光眼降眼压的药物种类很多，除高渗脱水剂外，降眼压药物分为两大类：促进房水排出和抑制房水生成。促进房水排出的药物包括拟胆碱类缩瞳剂、前列腺素类衍生物及 α 受体激动剂。抑制房水生成的药物包括碳酸酐酶抑制剂、β 受体阻滞剂及 α 受体激动剂。患者应遵医嘱按时用药，并在治疗过程中接受终身随访。

（1）高渗脱水剂：包括 20% 甘露醇、异山梨醇口服液、50% 甘油、甘油果糖注射液等，可以快速降低眼压，长期应用要注意心、肾功能和电解质平衡（注意补钾）。主要为急性闭角型青光眼急性发作时的抢救用药，或眼压较高时为尽快降低眼压时应用，不能长期使用。

（2）碳酸酐酶抑制剂：口服的药物包括乙酰唑胺、醋甲唑胺，主要为急性闭角型青光眼急性发作时的抢救用药，或眼压较高时为尽快降低眼压时应用，不能长期使用。但在某些特殊情况需较长时间使用时，要注意补钾及肝、肾功能，磺胺类药物过敏者禁用。副作用主要有泌尿系统结石、低钾血症、胃肠道反应、四肢麻木、全身无力、贫血等。局部点眼的药物包括 1% 布林佐胺滴眼液等，降眼压效果不如口服碳酸酐酶抑制剂，但减少了其全身副作用。

（3）拟胆碱类缩瞳剂：1% ～ 2% 毛果芸香碱滴眼液，又称匹罗卡品滴眼液，为原发性闭角型青光眼解除瞳孔阻滞、激光治疗前后使用的药物。它曾一度是医师治疗青光眼的首选药物，但该药长期使用会导致睫状肌痉挛、眼内慢性炎症、瞳孔缩小、瞳孔后粘连等副作用。使用该药物浓度宜低、用药次数宜少。

（4）β受体阻滞剂：包括 0.5% 噻吗洛尔滴眼液，2% 卡替洛尔滴眼液、0.5% 左布诺洛尔滴眼液、0.25% 倍他洛尔滴眼液等，这类药物不改变瞳孔大小，可以降低眼压约 20%，但会引起哮喘发作、心率减慢等并发症，所以对有支气管哮喘、阻塞性呼吸系统疾病、窦性心动过缓、二度或三度房室传导阻滞、心功能不全、心源性休克者禁忌使用。

（5）α受体激动剂：包括 0.2% 溴莫尼定滴眼液等，是一种 α$_2$ 肾上腺素受体激动剂，具有降低眼压和保护视神经的双重作用，适用于原发性开角型青光眼或高眼压症、青光眼术后、全身情况不适于应用 β 受体阻滞剂及常规治疗不能控制的青光眼患者。其副作用主要是过敏反应、口干、嗜睡（高空作业等危险行业者慎用），个别患者可能出现血压降低，儿童会引起呼吸抑制，所以儿童禁忌使用。

（6）前列腺素类衍生物：包括 0.005% 拉坦前列素、0.004% 曲伏前列素、0.03% 贝美前列素等。这类药物既可增加房水向葡萄膜巩膜通道外流，也可降低小梁网途径流出阻力而降低眼压。可以降低眼压约 30%，且可明显降低眼压的日夜波动。《我国原发性青光眼诊断和治疗专家共识（2014 年）》建议前列腺素类衍生物可作为原发性开角型青光眼一线用药。主要的副作用是结膜充血，虹膜颜色加深，睫毛变长、变黑、增粗，眼周皮肤色素沉着，葡萄膜炎，黄斑囊样水肿（无晶状体眼或后囊不完整的人工晶状体眼）等。

（7）固定配方复合制剂——新趋势：包括适利加（0.005% 拉坦前列素 + 0.5% 噻吗洛尔）、苏力坦（0.004% 曲伏前列素 + 0.5% 噻吗洛尔）、克法特（0.03% 贝美前列素 +0.5% 噻吗洛尔）、派立噻（1% 布林佐胺 + 0.5% 噻吗洛尔）等。它的优势在于减少药物使用的种类和次数，避免频繁点药造成的药物洗出效应，减少防腐剂接触量，减轻眼表损害，提高患者的依从性，更为强效地控制眼压，防止视功能损害。

3. 长期使用局部降眼压药物对眼表的影响　眼表的解剖学含义是起始于上下睑缘之间的眼球表面的全部黏膜上皮，包括角膜上皮、结膜上皮。泪膜是通过眼睑的瞬目（眨眼）反射将泪液涂布在眼表形成的 7 ～ 10μm 厚的膜，从内向外依次为黏蛋白层、水样层和脂质层。

局部抗青光眼药物会引起眼表损害，包括毒性作用、眼表炎症、过敏反应和眼表疾病。眼表损害不仅引起干眼、眼红、眼痒、畏光及其他不适，而且增加青光眼手术失败的风险。常用的苯扎氯铵防腐剂对眼表损害发挥重要作用，且其副作用呈剂量 - 时间依赖，尤其是多种药物联合治疗。因此，要重视抗青光眼药物的眼表损害，减少药物用量、研发固定联合制剂、应用不含防腐剂或新型防腐剂的药物、加用润滑剂是预防眼表损害的好方法。

4.青光眼激光治疗

（1）激光周边虹膜切开术（图2-34）：适用于急性闭角型青光眼临床前期、先兆期、间歇缓解期，慢性闭角型青光眼早期等，前房角粘连关闭范围累计＜180°、无视盘改变和视野损害者。可解除瞳孔阻滞，使前后房沟通，减少急性闭角型青光眼发作的可能及延缓原发性闭角型青光眼前房角关闭的速度。

对于前房角粘连关闭范围＞180°但仍有部分开放区，眼压升高，行滤过性手术具有严重并发症风险的患者，也可先行激光周边虹膜切开术，术后眼压仍高者采用药物治疗。

（2）激光周边虹膜成形术：适用于高褶虹膜综合征的前房角关闭及激光周边虹膜切开术后由于非瞳孔阻滞因素仍有前房角关闭的原发性闭角型青光眼等。可增宽或开放前房角，抑制青光眼急性发作或作为其他激光治疗的辅助治疗。

（3）选择性激光小梁成形术：适用于原发性开角型青光眼、高眼压症、糖皮质激素性青光眼、假性囊膜剥脱性青光眼及色素性青光眼等。它是利用激光在前房角小梁网上产生的生物效应降低房水流出难度，降低眼压。可延缓手术时间，减少抗青光眼药物的使用。

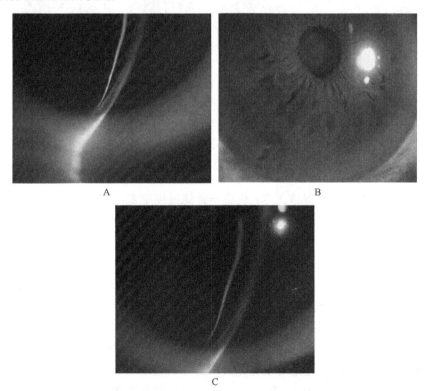

图2-34　激光周边虹膜切开术前、术后周边前房宽度的变化

A.激光周边虹膜切开术前，前房特别是周边前房很浅，虹膜与角膜几乎贴附；B.激光周边虹膜切开术后，虹膜可见激光孔通畅；C.激光周边虹膜切开术后，周边前房加宽，虹膜与角膜之间距离增加

5. 青光眼手术治疗

（1）小梁切除术（图 2-35）：是一种滤过性手术，适用于前房角粘连关闭范围＞180°、药物无法控制眼压或视神经损伤较重的原发性闭角型青光眼和中、晚期原发性开角型青光眼及各种药物无法控制眼压的继发性青光眼。手术人为地开辟一条滤过通道，将房水引流到巩膜瓣和结膜瓣下，以降低眼压。

（2）周边虹膜切除术：作用原理同激光周边虹膜切开术，目的是解除瞳孔阻滞，手术操作简便。适用于急性闭角型青光眼临床前期、先兆期、间歇缓解期，慢性闭角型青光眼早期等。

（3）非穿透性小梁切除术：适用于原发性开角型青光眼、合并高度近视的青光眼、色素性青光眼、假性囊膜剥脱性青光眼、无晶状体眼或人工晶状体眼的青光眼等。非穿透性小梁切除术是在眼球壁做手术，不进入前房，因此术中、术后并发症（主要是浅前房和前房消失）较小梁切除术明显减少。

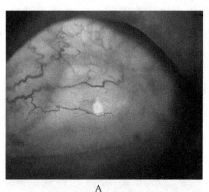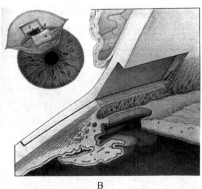

图 2-35　小梁切除术

A. 小梁切除术后在上方球结膜形成滤过区；B. 小梁切除术示意图

（4）青光眼引流装置植入术：也是一种滤过性手术，适用于各种难治性青光眼（新生血管性青光眼、无晶状体眼或人工晶状体眼的青光眼、多次滤过性手术失败的原发性青光眼、葡萄膜炎性青光眼等）。

（5）黏弹剂小管切开术：是新的非穿透性小梁切除术之一，该手术无外部滤过，不进入前房，减少了感染发生及白内障进展，避免了低眼压和浅前房的风险，且手术成功与否不受结膜与巩膜瘢痕的影响，与小梁切除术相比有很多优点。适应证同非穿透性小梁切除术。

（6）睫状体破坏性手术：包括经巩膜睫状体光凝术或睫状体冷凝术，适用于各种难治性的绝对期或近绝对期青光眼，仍有剧烈疼痛者。

（7）发育性青光眼手术：年龄在 3 岁以下的发育性青光眼患儿首选小梁切开术或房角切开术，3 岁以上及所有伴角膜混浊影响前房角观察的病例也适合行小梁切开术。其特点是房水循环仍为生理性的外流途径，无滤过泡引流。

6. 原发性闭角型青光眼的治疗

（1）急性闭角型青光眼临床前期及先兆期：采用周边虹膜切除术或激光周边虹膜切开术使前、后房沟通，解除瞳孔阻滞；对暂不愿行激光或手术的患者，应用毛果芸香碱（缩瞳剂）治疗。

（2）急性闭角型青光眼急性大发作：患者非常痛苦，眼压极高，严重威胁视功能，因此应进行急诊抢救。治疗原则是迅速降低眼压，挽救视功能，并保护前房角功能。

1）迅速降低眼压，挽救视功能：包括促进房水引流、减少房水生成、高渗脱水。应用的药物包括高渗剂（20% 甘露醇、异山梨醇口服液、50% 甘油、甘油果糖注射液等）、拟胆碱类缩瞳剂（毛果芸香碱滴眼液）、碳酸酐酶抑制剂（乙酰唑胺、醋甲唑胺、1% 布林佐胺滴眼液等）、β 受体阻滞剂（0.5% 噻吗洛尔滴眼液、2% 卡替洛尔滴眼液、0.5% 左布诺洛尔滴眼液、0.25% 倍他洛尔滴眼液等）、α 受体激动剂（0.2% 溴莫尼定滴眼液等）。

首先使用高渗剂，同时点 1～2 次毛果芸香碱滴眼液，观察瞳孔反应。如果瞳孔缩小，则继续频点 4～6 次，间隔 5～10 分钟，然后改为 4 次 / 日维持。如果瞳孔并不缩小，则暂停使用毛果芸香碱滴眼液，待高渗剂作用 1 小时后，再开始使用毛果芸香碱滴眼液。如有效，瞳孔缩小，继续频点 4～6 次，间隔 5～10 分钟，然后改为 4 次 / 日维持；如无效，瞳孔并不缩小，说明瞳孔括约肌已经损害，无须继续使用毛果芸香碱滴眼液。

2）保护前房角功能：包括拟胆碱类缩瞳剂（毛果芸香碱滴眼液）及抗炎药物。

急性发作的几种情况：①眼压不能降低，需行小梁切除术，手术前及手术中应采取必要的降眼压措施，减少手术并发症。②眼压下降，前房角开放进入间歇缓解期。③眼压控制不良，前房角不能重新开放进入慢性进展期。

（3）急性闭角型青光眼间歇缓解期：可行周边虹膜切除术或激光周边虹膜切开术；对暂不愿接受激光或手术治疗的患者，应用毛果芸香碱（缩瞳剂）治疗。

（4）急性闭角型青光眼慢性进展期：需行小梁切除术。

（5）慢性闭角型青光眼：早期可行周边虹膜切除术或激光周边虹膜切开术联合周边虹膜成形术；进展期、晚期需行小梁切除术。

（6）伴有白内障的闭角型青光眼：在急性闭角型青光眼临床前期、先兆期、间歇缓解期，慢性闭角型青光眼早期仅需行白内障摘出术 + 人工晶状体植入术；急性闭角型青光眼慢性进展期，慢性闭角型青光眼进展期、晚期则需行白内障摘出术 + 人工晶状体植入术联合小梁切除术。

（7）绝对期青光眼：只能行睫状体破坏性手术或眼球摘除术。

7. 原发性开角型青光眼的治疗 包括降低眼压和保护视神经，降低眼压的方法包括药物、激光和手术。

（1）降低眼压的药物：包括局部用药和全身用药。

1) 局部药物：包括拟胆碱类缩瞳剂（毛果芸香碱滴眼液）、β 受体阻滞剂（0.5% 噻吗洛尔滴眼液、2% 卡替洛尔滴眼液、0.5% 左布诺洛尔滴眼液、0.25% 倍他洛尔滴眼液等）、碳酸酐酶抑制剂（1% 布林佐胺滴眼液等）、α 受体激动剂（0.2% 溴莫尼定滴眼液等）、前列腺素类衍生物（0.005% 拉坦前列素、0.004% 曲伏前列素、0.03% 贝美前列素等）、固定配方制剂（适利加：0.005% 拉坦前列素 + 0.5% 噻吗洛尔，苏力坦：0.004% 曲伏前列素 + 0.5% 噻吗洛尔，克法特：0.03% 贝美前列素 +0.5% 噻吗洛尔，派立噻：1% 布林佐胺 + 0.5% 噻吗洛尔等）。

《我国原发性青光眼诊断和治疗专家共识（2014 年）》建议根据患者目标眼压的需要，选择单一或联合药物治疗。单独用药不能达到目标眼压，可联合不同作用机制的药物治疗。

2) 全身药物：包括碳酸酐酶抑制剂（乙酰唑胺、醋甲唑胺）、高渗脱水剂（20% 甘露醇、异山梨醇口服液、50% 甘油、甘油果糖注射液等）。主要是眼压较高时为尽快降低眼压时应用，不能长期使用。

（2）激光：选择性激光小梁成形术。

（3）手术：包括小梁切除术、非穿透性小梁切除术、青光眼引流装置植入术等。

（4）视神经保护药物有很多，包括神经生长因子、促红细胞生成素、钙通道阻滞剂、抗青光眼药物（0.25% 倍他洛尔滴眼液、0.2% 溴莫尼定滴眼液）、甲钴胺、胞磷胆碱钠、中药制剂（银杏叶提取物、灯盏细辛等）等，但目前仍认为降低眼压是唯一被证实确实有效的保护视神经的方法。

8. 目标眼压 又称靶眼压，是采用各种方法，控制病理性高眼压，达到每个个体的目标眼压，目的是阻止和预防视神经损害，保护视功能，也就是说视功能停止损害的最高眼压。《我国原发性青光眼诊断和治疗专家共识（2014 年）》提出降低眼压治疗时，应尽可能为患者设定个体化目标眼压。

目标眼压的设定是以基线眼压（新诊断的青光眼患者三次门诊眼压均值）为准，早期患者目标眼压设定为 18 ～ 20mmHg 或至少降低治疗前眼压的 20%；中期患者目标眼压设定为 15 ～ 17mmHg 或至少降低治疗前眼压的 30%；晚期患者需要更低的目标眼压，设定为 10 ～ 12mmHg 或更低。目标眼压的设定除了考虑治疗前的基线眼压和青光眼严重程度分级外，还要考虑随访过程中青光眼进展的速度、患者的年龄和预期寿命、患者的视觉要求、其他危险因素（包括青光眼家族史、中央角膜厚度、假性囊膜剥脱综合征、糖尿病、视盘出血、眼部血流状况等）。

最初设定的目标眼压是个估计值，需要在以后的随访过程中根据病情是否进展及进展速度的快慢不断评估，必要时需进行调整。如果经长时间的随访，视神经及视野情况均稳定，则可以维持目前的目标眼压或稍微调高目标眼压。若已达到目标眼压但不能阻止视功能损害进展，应再降低目标眼压，目标眼压降低幅度应为目前平均眼压的 15%。

四、青光眼患者宣教

1. 眼压高就是青光眼吗?

眼压高不一定是青光眼。有一种情况是,表现为高眼压,但却没有青光眼的任何临床表现及视神经损害,称为高眼压症,这类人只有 5% ~ 10% 的概率发展为真正的青光眼。

2. 眼压不高就不是青光眼吗?

眼压不高也可能是青光眼。有一种情况是,从患青光眼直至失明,眼压一直在正常值范围内,称为正常眼压性青光眼,这是因为眼压的"耐受压"降低,即使在统计学正常的眼压波动范围内,也会引起视神经损害。

3. 白内障不及时手术治疗会引起青光眼吗?

老年性皮质性白内障在发展过程中分为 4 个时期,即初发期、膨胀期、成熟期和过熟期。膨胀期的白内障,晶状体皮质吸水肿胀,晶状体体积增大,可形成瞳孔阻滞,或向前推挤虹膜,致前房变浅,诱发青光眼急性发作。成熟期的白内障如不及时手术,会发展进入过熟期。处于过熟期的白内障,晶状体囊膜渗透性增加,晶状体皮质液化呈乳白色颗粒,自囊膜溢出至前房,可继发晶状体溶解性青光眼及晶状体过敏性青光眼。继发青光眼后再行白内障手术,将对术后视力恢复造成不可逆的影响,因此白内障患者应及时手术治疗。

4. 哪些眼部疾病会引起新生血管性青光眼?

新生血管性青光眼可由多种眼部疾病引起,主要见于:视网膜中央静脉阻塞、增生性糖尿病视网膜病变、眼缺血综合征、视网膜中央动脉阻塞、眼内肿瘤、视网膜脱离及其术后。

5. 局部或全身应用糖皮质激素会引起青光眼吗?

局部或全身长期应用糖皮质激素会引起青光眼。糖皮质激素性青光眼发生的时间及严重程度与所使用药物的种类、剂量、给药途径、使用时间长短以及个体易感性的差异有关。原发性开角型青光眼、高度近视、糖尿病、结缔组织病为易感人群。该病应以预防为主,选择较少可能引起眼压升高的药物,加强随访、告知患者。如果出现眼压升高,立即停药,同时应用降眼压药物,必要时行滤过性手术。

6. 为什么医师总询问家属有人患青光眼吗?

青光眼具有一定的遗传倾向,但确切的遗传方式尚不清楚。家族中有青光眼患者的人比正常人患青光眼的概率大,所以有青光眼家族史的人应该特别注重眼科检查,以便早期发现。并且原发性青光眼是双眼性眼病,可以双眼同时发病,也可以先后发病,继而发生双眼失明。因此一旦患上青光眼,就必须按双眼病变对待,"未发病"眼也必须积极治疗,不能盲目地认为哪只眼发病就治疗哪只,实际上所谓未发病的"正常"眼已经处于青光眼的某一阶段,需要同时进行预防性治疗。

7. 自己感觉啥事没有，为什么医师比患者还着急？

由于青光眼对视神经和视野的损害是不能逆转的，一旦患上青光眼就意味着不可逆的眼部损害已经发生了，并且已经萎缩的视神经是不能再生的，丢失的视野及视力是不能恢复的，所以青光眼是不可逆的致盲性眼病。而慢性青光眼患者早期往往没有明显的临床表现，患者自己并没有感觉，很容易产生"不重视"的心理，觉得医师"小题大做"，不能坚持治疗及复查随诊，等到自己感觉到视力下降、视野缺损时病情就已经比较严重且不能挽回了。也有些晚期青光眼患者，由于视力下降及视野缺损已经十分严重，医师告知其不论药物、激光或手术治疗只能维持现状，视力和视野都不能恢复了，患者就放弃治疗，觉得反正也看不见了，治疗还有什么用，或者患者治疗后虽然眼压下降了，可是患者感受不到治疗后眼压下降的效果，即仍然看不见，觉得治疗没有作用，治不治都一样，也不坚持治疗和复查，结果只能是视力和视野损害更加严重，甚至完全失明。这些都是青光眼患者常见的认识误区，所以医师比患者还着急。

8. 眼睛未出现病症，医师为什么建议打激光？

激光周边虹膜切开术的主要目的是解除瞳孔阻滞，沟通前、后房，减少急性闭角型青光眼发作的可能及延缓原发性闭角型青光眼前房角关闭的速度。原发性闭角型青光眼是双眼性眼病，但双眼发病有先后。患者双眼均具有眼轴较短，角膜较小，前房较浅，房角入口狭窄，晶状体相对较大、较厚，位置偏前等解剖异常，容易出现瞳孔阻滞，使前房角关闭、眼压升高，因此一眼闭角型青光眼急性发作或确诊为慢性闭角型青光眼，另一眼没有发作或眼压正常（患者自己认为这一侧眼睛挺好）也要进行预防性的激光治疗，以避免对侧眼出现大发作或前房角进行性关闭，眼压升高，对视功能造成不可挽回的损伤。

9. 眼压不高了，还要继续用药吗？

青光眼的治疗是终身治疗。如同降血压药、降血糖药一样，经过药物治疗眼压下降了，如果不坚持用药，眼压会再次升高，而且因为很多青光眼患者眼压升高后并无明显症状，眼压升高了自己也不知道，很容易耽误病情，使视神经、视野损害进一步恶化。所以眼压不高了，不仅要继续坚持用药治疗，还要定期复查随访。

10. 反正也看不见了，治不治都一样，治疗还有什么用？

对早期青光眼，可进行激光和药物治疗，定期复查眼压正常、眼底视盘比不增大、视野检查无进行性缩小的患者可暂不手术；但对于中晚期患者需要尽早手术。有些青光眼患者对手术治疗仍有很多顾虑，害怕手术后出现一些并发症影响视力，但青光眼对视神经和视野的损害是不可逆的，如果不及时手术，等到视野已经很小甚至失明，再做手术就不可能恢复了。尽早手术，虽然手术后可能会出现白内障加快进展等并发症，但白内障可通过手术再次复明，它所造成的视力下降是可逆的。所以说，手术虽然并不能提高视力，但不手术会使病情逐渐进展，最终失明。

11. 青光眼能治好吗?

青光眼虽然不能治愈,但只要在专业医师的指导下,规律治疗,定期复查,就能得到理想的结果,在有生之年保持有用的视功能。首先,要确定患者的基线眼压,评价视功能损害程度,再根据病情的严重程度制定目标眼压。目前,青光眼治疗的主要目的是控制眼压,同时辅以视神经保护治疗,使视力及视野的损害进展速度下降。因此,在治疗过程中,即使在抗青光眼术后也应定期复查,将眼压维持在目标眼压以下,并严密监测视功能。

12. 既有青光眼又有全身疾病,治疗上存在矛盾怎么办?

青光眼患者多为老年人,同时伴有一些全身疾病,如高血压、糖尿病、脑梗死、哮喘、心脏病、消化道出血等。这时,青光眼与同时合并的全身疾病在治疗上有时存在矛盾,但因为这些全身疾病与青光眼相比,应以全身疾病为主,同时也应尽可能抢救青光眼,挽救视功能。所以在治疗全身疾病,保证生命没有危险的同时,应注意尽量少输液,少用血管扩张剂,避免短时间内大量饮水,以尽可能保持眼压正常,保护视功能。

13. 预防青光眼发作,我们需要怎么做?

原发性闭角型青光眼急性发作与一些诱因有关,如散大瞳孔、情绪波动、过度疲劳、睡眠不好、季节更替等都可能引起青光眼发作。所以在日常生活中,要培养广泛的兴趣爱好,树立乐观的生活态度,使心胸开阔、豁达,按照医师的指导用药,定期做检查,不宜思虑过度,以免越想越烦,反而加重病情。并且尽可能避免一些不愉快的事件,防止急性发作。

(1)注意休息和睡眠,保持心情舒畅、情绪稳定,避免精神紧张和过度兴奋,起居要有规律。

(2)在温暖、晴朗的天气下适度参加户外运动,运动要轻柔、有节奏,避免对抗性强、精神高度紧张、快节奏的运动。

(3)不要在黑暗处久留,也不要戴太阳镜外出,避免在黑暗的环境下看电影和电视。

(4)阅读或从事近距离工作者,光线要充足,持续时间一般不要超过30～40分钟,间隔时宜看远处缓解视疲劳。

(5)不要暴饮暴食,每次饮水量不能超过400ml。含酒精浓度高的饮料要加以限制,低浓度的可以适量饮用。多食蔬菜,增加纤维素,保持大便通畅,并注意补充蛋白质。

(6)就医时告知医师青光眼病史,输液量不要太多,尽量减慢输液速度,平时用药要在专业医师的指导下进行,详细阅读药品说明书,注意有无青光眼禁忌,必须使用扩张血管和阿托品类药物时要进行预防青光眼的治疗。

(7)关注天气预报,强冷空气来临时尽量不外出。

14. 青光眼患者手术治疗后需要注意什么？

（1）在术后避免眼睛劳累，在阅读、看电视、用电脑30分钟至1小时后，要起身远望10分钟，以缓解眼睛的疲劳，防止眼压升高。加强用眼卫生。不长时间阅读或在暗处停留时间过久，室内光线要适宜，防止过强或过暗，平时可按照医嘱坚持按摩眼球（自眼球下部向上按摩），按摩时动作要轻，不可重压，每次1～3分钟，每日数次，同时要按医嘱定时用滴眼液。

（2）青光眼患者在手术后，其饮食应该清淡，以新鲜蔬菜、豆制品、水果等为主，可适当进食肉类、蛋、牛奶等，但切忌"大补"，尤其是瘢痕体质的患者。

（3）饮用液体的量要适当限制，平日注意少量多次饮水，不一次大量饮水或喝浓茶，以免影响正常眼压调节。忌咖啡、浓茶，因为咖啡、浓茶易引起眼压上升。多吃些蔬菜水果，少吃辣椒、大蒜等刺激性食物，忌烟酒，保持大便通畅。

（4）每天保持充足的睡眠，可适当进行轻度运动。躺卧时避免偏向手术侧，睡眠时注意戴眼盾，防止压到手术眼。

（5）手术后2周内禁止俯身洗头（要改为仰头洗发），避免揉擦眼睛。淋浴、洗头时要防污水溅入眼内。

（6）术后依医师指示定期复查，测量眼压及检查视野。一般3个月或半年要进行一次详细的眼科检查，按时用药，防止复发。

（7）若突发眼睛疼痛、畏光、流泪、视力减退、眼睛红肿，应立即请眼科专科医师诊治。一眼闭角型青光眼急性发作后，另一眼有70%发作的可能，所以最好做预防性激光治疗。

（8）青光眼手术后2个月内，避免引起眼压升高的活动，如用力排便、劳力工作、举重物、咳嗽等。

15. 如何正确用滴眼液？

（1）清洁双手。

（2）患者仰卧位或坐位头向后仰，眼睛睁开向上看。

（3）眼药瓶口与眼睑和睫毛相距2～3cm，轻轻扒开下睑，将1～2滴药液滴在下穹窿结膜囊内，轻轻闭眼并压迫泪囊区3～5分钟。

（4）不宜直接滴在角膜上。

（5）混悬液用前先摇匀。

（6）两种以上滴眼液同时应用，应间隔5～10分钟。

（7）滴眼液与眼药膏同时使用，先用滴眼液，再用眼药膏。

第五节　屈光不正与弱视

屈光不正是我国常见的致盲眼病，虽然部分属于可治疗性盲，但是随着近视的进展和高度近视患病率的日益增加，已经成为致盲的主要原因之一。弱视是儿童盲的常见原因之一。

一、高 度 近 视

1. 高度近视的定义　高度近视是屈光度小于 −6.0D（俗称近视在 600 度以上）的屈光不正状态，包括单纯性高度近视和病理性高度近视。其中，病理性高度近视最为可怕，其近视程度在成年后也会逐渐加重，并导致不可逆转的眼底改变，可能导致视力下降甚至视功能丧失。目前，高度近视所导致永久性视力损害已经成为我国第二大致盲原因。

2. 高度近视的患病率　我国是近视患病率增加较快的国家之一。北京大学中国健康发展研究中心李玲教授研究团队发布的《国民视觉健康报告》显示，2012年我国 5 岁以上总人数中，近视和远视的患病人数大约为 5 亿，其中近视的总患病人数在 4.5 亿左右，患有高度近视的总人数高达 3000 万。高中生和大学生的近视患病率均超过 70%，并逐年增加，青少年近视患病率已经高居世界第一位。而 WHO 最新研究报告显示，目前中国近视人数多达 6 亿，几乎是中国总人数的一半。更多的研究发现，我国 18 岁青少年近视患病率约为 80%，高度近视患病率约为 20%，因此每 5 人中有 4 人是近视，其中 1 人是高度近视。

3. 高度近视的常见症状和并发症　高度近视可以引起视力下降、飞蚊症、视疲劳、视物遮挡、视物变形等症状。如果症状持续存在，并逐渐加重，就必须进行详细的眼科检查。高度近视相关眼部并发症也随着近视度数的增加而增多，如视网膜脱离、黄斑出血、白内障及青光眼等，不仅可导致视力损害，严重者可致盲。

4. 近视的早期预防　近视的发病年龄与后期高度近视的发生关系密切。近视发病年龄小的儿童在成年时发展为高度近视的可能性更大。因此，对于低龄儿童近视的预防显得尤为重要。对近视的早期预防主要有以下措施：

1）户外活动：很多研究表明，增加户外活动时间有助于预防近视的发生。一项针对中国 952 名学龄儿童的随机试验显示，每天 40 分钟的户外活动干预使 3 年后近视的发病率减少了 9%。一项干预性研究显示，仅 1 年内每天下课后间断户外活动 80 分钟，就可使近视发病率下降 9%。户外活动预防近视主要有 2 种可能的机制，在鸡和非人灵长类动物实验中已经证明高照度水平的光可以减缓甚至停止实验诱发近视的进展。另一种假说是，在户外观看远处物体时瞳孔缩小，可减少图像模糊和外围远视散焦。对户外活动模式进行更详细的评估有助于政府、学校制定并施行适当的全国户外活动方案。例如，鼓励儿童每天至少进行 2 小时的户外活动，每周至少 14 小时，增加学校的户外活动课程等。

2）避免过度近距离用眼：澳大利亚的一项近视研究评估了 2103 名年龄在 6 ～ 12 岁的近视患儿，结果显示在 6 岁患儿中近距离用眼的比例明显更高。这表明近距离工作时间的减少可以预防或延迟近视的发生，特别是在年龄更小的儿童中。相关举措包括：合理安排学习时间、减少电脑和手机等电子产品的使用等。

5. 如何避免发展成高度近视

1）药物：迄今为止，阿托品滴眼液的使用是减缓近视发展的最有效的药物干预措施，其中低浓度阿托品（0.01%）已经在部分国家用于控制近视的发展。最近的一项针对各项延缓近视进展措施的 Meta 分析显示，中等浓度阿托品（0.1%）、低浓度阿托品（0.01%）和高浓度阿托品（0.5% 和 1%）与其他干预措施相比都表现出了延缓近视发展的显著效果。但高浓度的阿托品可产生睫状肌麻痹，引发视力下降和畏光等临床症状，且在用药停止后存在近视快速反弹效应。

2）角膜塑形镜：可以在长期使用中（夜晚）改变角膜的形状，从而在一定程度上减慢近视进展速度。

6. 高度近视并发症的防护　高度近视患者需要进行系统的眼科检查，尤其是对视网膜的详细检查，以发现退行性变化和无症状的视网膜裂孔等。高度近视患者可出现各种威胁视力的并发症，包括：后巩膜葡萄肿、脉络膜视网膜萎缩、视网膜色素上皮萎缩、脉络膜新生血管、视网膜裂孔和黄斑裂孔等。其中，高度近视性脉络膜新生血管是严重威胁视力的并发症之一，在 5% ～ 10% 的高度近视眼中都有发生，目前主要使用抗 VEGF 药物治疗。另一种威胁视力的并发症是牵拉性黄斑病变，剥离内界膜的玻璃体切割术已被用于治疗黄斑裂孔和黄斑裂孔引起的视网膜脱离。

二、弱　　视

1. 弱视的定义　视觉发育期由于单眼斜视、未矫正的屈光参差、高度屈光不正及形觉剥夺引起的单眼或双眼最佳矫正视力低于相应年龄的视力正常值下限，且眼部检查无器质性病变，称为弱视。弱视是一种严重危害幼儿视功能发育的眼病。弱视的危害主要有两点：首先是视力低下。弱视最大的危害是弱视眼的感光细胞和神经因长期受不到外界物像的准确刺激而衰退，远视力低于 0.8，如不及时治疗，患眼的视力会永久低下。弱视的视力低下不能通过手术、药物和戴镜等传统方法矫正和治疗，只能通过弱视治疗手段康复。错过敏感治疗年龄，会遗留终身视力障碍。其次是双眼视觉障碍，弱视者合并双眼视觉障碍的比例较高。如果没有完善的双眼视觉，空间感、物像的细节和距离感会有缺失。双眼视觉障碍者，由于不能判断物体的距离及高低，不能判断自己在空间的位置，对驾驶、体育运动和从事一些对立体视有较强要求的职业有影响。所以弱视者如不及时治疗，将影响其一生的生活质量。

2. 弱视的原因

1）斜视性弱视：发生在单眼，是由于单眼性斜视引起的弱视。双眼交替性斜视不形成斜视性弱视。常见于 4 岁以下发病的单眼恒定性斜视患儿，其由于大脑皮质主动抑制斜视眼的视觉冲动，长期抑制形成弱视。斜视发生的年龄越早，产生的抑制越快，弱视的程度越深。

2）屈光参差性弱视：由于两眼的屈光不正度数差异较大，两眼视网膜成像大小和清晰度不同，屈光度较高的一眼黄斑区成像大而模糊，引起两眼融合反射刺激不足，不能形成双眼单视，从而产生被动性抑制。屈光度较高的眼常形成弱视和斜视。如果双眼球镜屈光度数相差 150 度或柱镜屈光度数相差 100 度，屈光度数较高眼容易形成弱视。

3）屈光不正性弱视：多为双眼性，发生在高度近视或散光而未戴矫正眼镜的儿童或成年人，多数近视在 600 度以上，远视在 500 度以上，散光在 200 度以上。双眼最佳矫正视力相等或相似，无双眼物像融合功能障碍，不会引起黄斑功能性抑制。如果能够及时配戴适当的眼镜，视力可逐渐提高。

4）形觉剥夺性弱视：多发生于儿童，上睑下垂、角膜混浊、先天性白内障或因眼睑手术后遮盖时间过长等原因，使光刺激不能进入眼球，黄斑不能接收形觉刺激，剥夺了黄斑形成清晰物像的机会，因而产生弱视。

3. 弱视的诊断　不同年龄儿童视力检查的方法有所不同。年龄小于 3 岁的儿童，可选择观看法、眼球震颤法或使用儿童视力表检查视力；年龄在 3 岁及以上的儿童，可使用目前我国通用的国际标准视力表检查视力。临床应重视儿童双眼视力差别的定性检查。重视功能较差、视力较低眼，在排除器质性病变后，可以诊断为弱视。

需要注意的是如果拟诊断儿童弱视，一定要首先进行系统检查，排除眼部器质性改变；同时，应查找导致弱视的相关因素，不能仅凭视力低于正常这个单一指标即诊断为弱视；而且要根据儿童视力发育规律，对于 3 ~ 7 岁儿童，诊断弱视时应参考相应年龄的视力正常值下限。不同年龄儿童视力的正常值下限如下：年龄为 3 ~ 5 岁儿童视力的正常值下限为 0.5，6 岁及以上儿童视力的正常值下限为 0.7。

4. 弱视的治疗时机　如果诊断为弱视，就必须马上治疗。消除抑制，提高视力，矫正眼位，训练黄斑固视和融合功能，可建立双眼视功能。弱视的疗效与治疗时机密切相关，治疗越晚，疗效越差。

弱视首先要配戴合适的眼镜矫正屈光不正。遮盖健眼，强迫弱视眼注视并且进行精细工作。用过矫或欠矫镜片以及每日滴阿托品滴眼液的方法压抑健眼功能。因为 2 ~ 6 岁是婴幼儿的视觉敏感期，所以弱视治疗的最佳时机是 2 ~ 6 岁，该时期治疗效果最好且容易巩固。一般 12 岁以上患儿治疗弱视比较困难，但也不要放弃治疗。

5. 矫治弱视的方法

1）去除病因：给屈光不正的患儿配戴合适的矫正眼镜；尽早治疗先天性、外伤性白内障或先天性完全性上睑下垂等。

2）遮盖疗法：是最常见的弱视治疗办法，我们在日常生活中也经常见到。目的在于遮盖健眼，强迫弱视眼注视并且进行精细工作。遮盖的时间和方法要根据患儿的年龄、视力和注视性质进行选择。年幼儿童为防止遮盖性弱视可遮盖健眼

3～6日，遮盖弱视眼1日，3～6周复诊一次。遮盖至双眼视力相等或视力不再提高，改用部分遮盖疗法。如果遮盖眼发生弱视，改为遮盖对侧眼一定时间，密切随诊。若弱视眼经过治疗，视力提高到1.0后，也应将完全遮盖改为部分遮盖，每日打开健眼2小时，1个月后，如视力不下降，每日打开4小时，然后逐渐改为6小时、8小时、全天打开。

3）压抑疗法：用过矫或欠矫镜片以及每日滴阿托品滴眼液的方法压抑健眼功能，弱视眼戴正常矫正镜片。压抑疗法有压抑看远、压抑看近、完全压抑和交替压抑，适用于中度弱视、年龄稍大又不愿意做遮盖治疗的患儿。

4）其他治疗

视刺激仪：也称光栅疗法，用于中心注视性、屈光不正性弱视。此方法是利用反差强、空间频率不同的条栅作为刺激源来刺激弱视眼以提高视力，条栅越细，空间频率越高。随着视力的提高，治疗时间的间隔逐渐延长。

后像疗法：此治疗的目的在于将旁中心注视性弱视转为中心注视性弱视，以利于弱视眼视力的提高。平时遮盖弱视眼，治疗时遮盖健眼，此方法适用于注意力集中、能配合治疗的年龄稍大患儿，而且是用其他方法治疗无效的旁中心注视性弱视患儿。

红色滤光片法：平时遮盖健眼，在弱视的矫正镜片上加一片规则的红滤光胶片（波长640nm），使旁中心注视性弱视转为中心注视性弱视。当改变成中心注视性弱视时，去掉红色滤光胶片，继续行常规遮盖法。

综合疗法：多种方法联合使用。

第六节　视网膜及视神经疾病

一、年龄相关性黄斑变性

1. 概念及临床特点　黄斑是人眼视网膜后极一个无血管凹陷区，直径约5.5mm，因该区含有丰富的黄色素而得名。人死亡或眼球摘除后，黄斑呈黄色，活体使用滤除红光的光源也能观察到此种现象。临床上黄斑可经瞳孔由检眼镜或视网膜照相观察到。

黄斑的特殊结构是高度敏锐的视力基础。黄斑区的中央凹和黄斑区都含有高密度的视锥细胞（一种具有高敏感度的感光细胞）。周围视力的缺失有时不易被觉察，黄斑损伤则会导致即刻而明显的中心视力缺失。黄斑区面积虽小，但是视神经里10%的信息是由这里的轴突传递所致。一旦黄斑区出现病变，常常出现视力下降、眼前黑影或视物变形。

年龄相关性黄斑变性（AMD），亦称老年性黄斑变性，是与年龄相关致盲的重要眼病之一。在英美等发达国家，AMD是65岁以上老年人致盲眼病中最常见的病因。本病主要是发生在老年人黄斑部脉络膜毛细血管、玻璃膜、色素上皮的退行性改变。AMD分为干性与湿性两型，干性和湿性的区别在于是否有出血、渗出和水肿，如果有则称为湿性 AMD，反之则为干性 AMD。

（1）干性 AMD：又称萎缩性 AMD，患者年龄多大于 45 岁，双眼常同时发病且视力下降缓慢。本型的特点为进行性色素上皮萎缩，从而导致感光细胞变性，引起中心视力减退。

早期常无任何症状，许多患者眼底虽有明显的色素改变及玻璃膜疣，但对中心视力影响不大，少数患者有视物变形和阅读困难。中心视野可以检出 5°～10° 中心性比较暗点。阿姆斯勒（Amsler）方格表检查常为阳性（图 2-36，患者可以自行检查）。随病程进展中心视力严重损害，出现绝对性中央暗点，进而致盲。

眼底检查可见硬性和软性玻璃膜疣以及黄斑区局部色素增生或者脱色素。随病变进展，有密集或融合的玻璃膜疣及大片浅灰色萎缩区。萎缩区内脉络膜大血管较

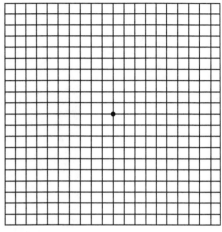

图 2-36　Amsler 方格表

周边更明显。萎缩性变性发病缓慢，病程冗长，但双眼眼底的病变程度基本对称，自发荧光照相可以看到特征性的萎缩性病变（图 2-37）。

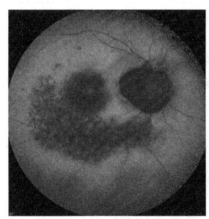
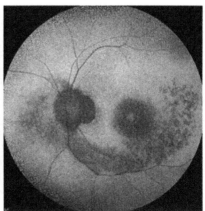

图 2-37　双眼底图样萎缩基本对称

（2）湿性 AMD：本型的特点是黄斑区有活跃的新生血管，称为脉络膜新生血管（CNV），这些新生血管会引起一系列渗出、出血、瘢痕改变。根据 1997 年美国黄斑光凝研究组的研究，依荧光素眼底血管造影术检查（fundus fluorescein angiography，FFA），其可分为以下 4 型：

1）经典型和经典为主型：经典型特点是 FFA 早期可见边界清楚的强荧光，造影后期视网膜下荧光渗漏呈池状不断增强，且边界稍模糊。经典为主型：经典成分≥ 50% 的 CNV 病变区（图 2-38）。

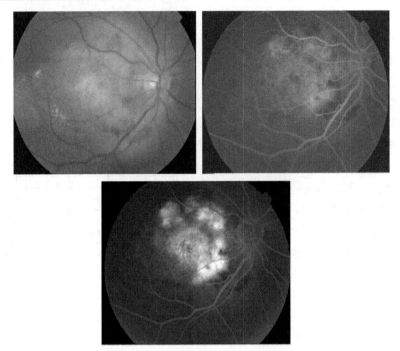

图 2-38 混合型脉络膜新生血管

2）微小经典型和隐匿型：微小经典型黄斑色泽暗，可见灰白色视网膜下膜性赘生物，有较少的视网膜下液体，黄斑区色素不规则，常合并玻璃膜疣。隐匿型的眼底 FFA 有两种表现：纤维血管性色素上皮脱离（PED），起源不确定的晚期渗漏。

3）视网膜内血管瘤样增生（RAP）：是新生血管性湿性 AMD 的一种变异，占新生血管性 AMD 的 10% ～ 20%。早期病变起源于深部视网膜毛细血管，形成视网膜内的新生血管和视网膜 - 视网膜吻合；然后向更深部或侧方蔓延，发展为视网膜下新生血管，合并少量视网膜内出血和视网膜水肿；视网膜下新生血管进入视网膜色素上皮层（RPE）下，和 CNV 吻合，形成视网膜 - 脉络膜吻合（图 2-39）。

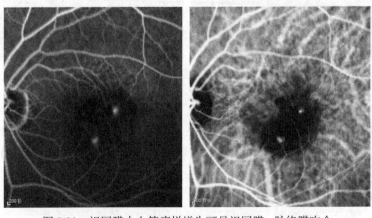

图 2-39 视网膜内血管瘤样增生可见视网膜 - 脉络膜吻合

4）息肉样脉络膜血管病变（PCV）：是以出血、色素上皮脱离和神经上皮脱离为特征的渗出性黄斑病变。临床上，PCV 以隆起的橙红色病变为特征，往往伴随着 RPE 结节状隆起，吲哚菁绿脉络膜血管造影（ICGA）检查可以发现息肉样病变（图 2-40）。

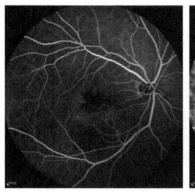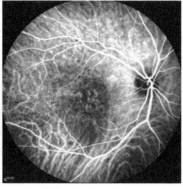

图 2-40　PCV- 拱环区可见典型的息肉样病变（FFA+ICGA）

2. 诊断　当患者出现视物模糊、变形或中心视力遮挡等症状时，需要及时到医院就诊，医师会对患者进行眼底检查，同时需要结合 OCT/OCTA、FFA 和 ICGA 来辅助诊断和鉴别诊断。

但仍需与如下疾病进行鉴别：

在本病早期，特别是萎缩型的早期，应当与出现视力正常的老年性玻璃膜疣鉴别。主要鉴别点是后者视功能损伤小，前者玻璃膜疣大小不一，相当密集，境界比较模糊，玻璃膜疣之间夹杂有色素斑及脱色斑等色素紊乱。后者玻璃膜疣稀疏，大小相仿，无色素紊乱。

湿性 AMD 在 RPE 下发生血肿时，应与脉络膜黑色素瘤病相鉴别。最可靠的方法是 FFA，血肿因背景荧光被遮盖而呈大片无荧光区。黑色素瘤早期因瘤体遮挡为弱荧光，但因瘤体内血管渗漏而迅速出现多湖状强荧光斑并有渗漏。

湿性 AMD 单眼黄斑部有渗出及出血，特别是发病年龄较轻者，还要与中心性渗出性脉络膜视网膜炎鉴别。后者病变范围较小，另一眼无玻璃膜疣，对抗炎治疗反应较好。

3. 预防和治疗　AMD 的发生可能与光毒性蓄积有关，因此在强光下活动应配戴遮光眼镜。另外，锌剂可防止 AMD 的进展，而抗氧化剂如维生素 C、E 可防止自由基对细胞的损害，保护感光细胞，起到视网膜组织营养剂的作用。

对于干性 AMD 患者，需要 Amsler 方格表自检，并定期进行眼底检查以及全身心血管系统、血脂代谢和肝肾功能的检查，如有问题要给予相应的治疗。

随着对湿性 AMD 发病机制的认识，VEGF 在 CNV 发生发展过程中起到了核心作用。抗 VEGF 治疗已经成为治疗湿性 AMD 的一线治疗手段，该治疗可以减少血管的渗透性并抑制 CNV 的形成。多数学者主张对湿性 AMD 患者，应及早施行抗 VEGF 治疗，以避免病情恶化。治疗方法为玻璃体腔药物注射术。

很多患者对玻璃体腔药物注射术很担心，其实此项治疗跟静脉输液或者关节腔注药相似，只是部位不同。在注药前需要首先排除眼球和眼睑的感染性疾病。

另外，除了抗 VEGF 药物的玻璃体腔注射治疗，还有诸如激光治疗、经瞳孔温热疗法、光动力治疗以及手术治疗等也用于湿性 AMD 的治疗。

4. 康复　对于 AMD 患者的病情及其发病特点来说，寻找和训练优选的视网膜定位点（preferred retinal loci，PRL）、合理利用各种助视器、恰当的医患沟通、必要的人文关怀及随访对于康复尤为重要。

（1）寻找和训练优选的 PRL：有研究显示 AMD 造成的低视力患者虽然有双侧中心暗点，但这些患者能够利用日常生活积累的经验，通过特殊眼位及眼球运动来克服这些中心暗点带来的视力下降问题。AMD 的低视力康复中，特别需要强调的是找到 PRL，并训练患者合理地使用。利用激光扫描检眼镜和微视野计对造成视网膜中心暗点的眼底病变进行功能评估，并可协助确定 PRL 以作为偏中心注视进行低视力康复训练，可大大缩短训练患者 PRL 的时间，进而弥补中心暗点所导致的视力损伤。PRL 就是当黄斑中心凹的功能受损时，周边视野和视力较少受影响，有一个或多个中心凹周边的区域，充当旁中心注视的作用。因为中心凹以外的区域仅有较弱的形觉分辨力，所以这种转换引起视敏度的丧失，不得不用放大作用来补偿，也就是让患者的注意力从自然聚焦在中心凹转移聚焦在一个周边的区域（旁中心注视）。

（2）合理选用助视器：许多 AMD 低视力患者均存在阅读困难现象，在患者视力的极限范围内阅读字体的最佳大小通常是普通信件字体大小的 4 倍。有黄斑中心性盲点的患者比起那些中心视力完整的患者可能需要更高的放大倍率。因此需选取合适的放大倍数和适宜的手持放大镜、立式放大镜和电子助视器，来提高阅读功能。此外，正在进行 AMD 治疗的患者可使用各种合适的低视力助视设备帮助维持视觉质量，甚至可提高和改善视力。

（3）有色镜片在 AMD 患者中已经开始使用。耐磨的黄色和橙色镜片可增加患者的视功能，尤其是改善对比敏感度。

（4）除了光学、电子助视器及有色镜片外，非光学的低视力适应性装置甚至电脑软件等也可为视障人士提供重要的帮助。此外，利用电子信息化进行视功能康复训练也可提高 AMD 患者的生活质量。

（5）恰当的沟通和必要的人文关怀及随访：为最大限度地帮助患者，眼科医师要对患者耐心解释病情，强调进一步眼部护理的重要性，积极提供各种低视力康复信息，并将患者的眼部疾病情况转达给其低视力康复团队，这一步对患者、患者家属以及医师都很重要。

二、糖尿病视网膜病变

1. 概念及流行病学特点　糖尿病视网膜病变（DR）是糖尿病导致的视网膜

微血管损害所引起的一系列典型病变，是一种影响视力甚至可以致盲的慢性进行性疾病。由于血糖增高，导致视网膜微血管管壁病变、渗漏、闭塞，从而引起视网膜出现微血管瘤、出血、硬性渗出、棉絮斑、视网膜内微血管异常、静脉串珠样改变、新生血管形成、玻璃体积血、纤维组织增生、牵拉性视网膜脱离，还可能引起黄斑水肿、视神经病变、青光眼等。

近年发表在《新英格兰医学杂志》上关于糖尿病流行病学调查数据显示：中国的糖尿病前期患病人数约 1.48 亿，约占总人口的 15.5%。已诊断糖尿病人数约 9200 万，占总人口的 9.7%。而且在这些糖尿病患者中有 60.7% 的人之前从未被诊断过。因此，在我国糖尿病患者是一个庞大的群体，2 型糖尿病的患病率远高于 5.4% 的全球平均水平。如此庞大的糖尿病患者群，约有多少糖尿病患者可能会继发 DR 呢？有研究显示，全球总的糖尿病患者继发 DR 的患病率可达 34.6%（95% CI 34.5% ～ 34.8%），其中增生性糖尿病视网膜病变（PDR）的患病率达到 6.96%（95% CI 6.87% ～ 7.04%），糖尿病性黄斑水肿（DME）的患病率达到 6.81%（95% CI 6.74% ～ 6.89%），威胁视力的糖尿病视网膜病变（VTDR）的患病率可达 10.2%（95% CI 10.1% ～ 10.3%）。预计到 2040 年将有 2 亿多成年人患 DR，占糖尿病患者的 35%，将有 7000 多万成年人患 VTDR，占糖尿病患者的 11%。

2. 临床表现

（1）视力减退：DR 出现的出血、渗出、水肿等累及黄斑区，以及糖尿病性视神经病变，会造成患者不同程度的视力下降或视物变形等。有些患者表现为突然的视力下降，有些患者视力下降缓慢，还有些患者自认为是白内障，期望通过白内障手术来恢复视力，而忽视了 DR，从而延误最佳治疗时机，造成终身遗憾。

（2）致盲：DR 发生玻璃体积血，会造成患者突然失明，玻璃体纤维血管膜机化、牵拉性视网膜脱离等 PDR 对患者的视力影响非常大，治疗不及时可最终导致患者失明，有的还会造成眼球萎缩。

（3）眼痛：当患者发生 DR 而未及时治疗时，继而发生新生血管性青光眼，此时患者眼痛明显，视力急剧下降，甚至失明，同时还会伴有眼胀、头痛、恶心、呕吐等症状。

3. 诊断和临床分期 DR 的分期与治疗密切相关。DR 分为非增生性糖尿病视网膜病变（NPDR）和 PDR 两大类。早期的 DR 可无任何自觉症状，当病变累及黄斑后，患者会出现不同程度的视力下降、视物变形。眼底表现为不同程度的微血管瘤、视网膜静脉扩张、串珠样改变、视网膜出血、硬性渗出、棉絮斑、视网膜水肿、黄斑水肿等。NPDR 控制不佳可进入增生期。到了增生期，视网膜和视盘新生血管形成，新生血管向玻璃体后界膜发展，形成纤维血管膜，牵拉视网膜血管，导致出血；新生血管易破裂出血导致视网膜前出血，破入玻璃体腔形成玻璃体积血；玻璃体积血机化形成机化膜，牵拉视网膜脱离；进入增生期的患者，视力可急剧下降甚至失明，伴有新生血管性青光眼的患者还会出现虹视、眼胀、眼痛、头痛、恶心、呕吐等症状。

目前，国际上通用的 DR 分级标准是以糖尿病视网膜病变早期治疗研究（ETDRS）及 Wisconsin 糖尿病视网膜病变流行病学研究（WESDR）的成果为循证医学依据，简便易懂，有利于临床资料的收集，便于评价致盲风险和选择有效治疗方案（表 2-1，图 2-41～图 2-44）。该方法重点强调了重视重度 NPDR，有利于在视力丧失前进行有效的视网膜光凝治疗，减少 PDR 的发生和激光治疗可能出现的副作用。

表 2-1　糖尿病视网膜病变的国际分级标准（2002 年）

疾病严重程度	散瞳眼底检查所见
无明显视网膜病变	无异常
NPDR	
轻度 NPDR	仅有微血管瘤
中度 NPDR	有微血管瘤，轻于重度 NPDR 表现
重度 NPDR	出现下列任一表现，但尚无 PDR： 1. 4 个象限中任一象限有≥ 20 处视网膜内出血 2. > 2 个象限有静脉串珠样改变 3. > 1 个象限有显著的视网膜微血管异常
PDR	出现以下任一改变：新生血管形成、玻璃体积血、视网膜前出血

注：NPDR 为非增生性糖尿病视网膜病变；PDR 为增生性糖尿病视网膜病变。

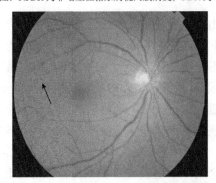

图 2-41　轻度非增生性糖尿病视网膜病变
可见微血管瘤和小出血点（箭头所示）

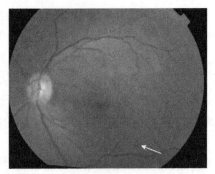

图 2-42　中度非增生性糖尿病视网膜病变
可见出血斑（箭头所示）

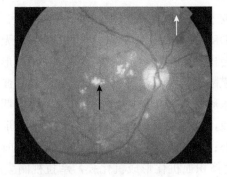

图 2-43　重度非增生性糖尿病视网膜病变
出现白色棉绒斑（白色箭头所示）和硬性渗出（黑色箭头所示）

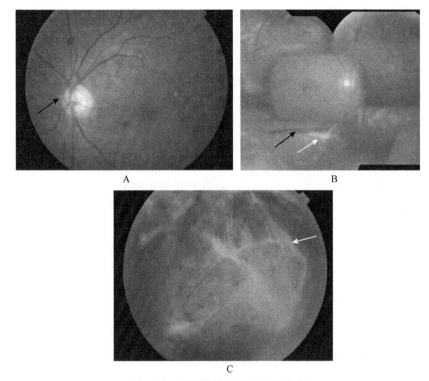

图 2-44　增生性糖尿病视网膜病变

A. 可见视盘新生血管（箭头所示）；B. 出现视网膜前出血（黑色箭头所示）和纤维增殖（白色箭头所示）；C. 出现新生血管和纤维增殖，并发牵拉性视网膜脱离（箭头所示）

4. 治疗　目前，DR 和 DME 的病因治疗着重于通过有效地控制血糖、血压、体重和血脂以减缓疾病的进程。而在 DR 的不同阶段采取合适的治疗手段尽可能保存和挽救视功能。

（1）对于轻中度 NPDR：主要是在控制好血糖、血压、体重和血脂基础上的口服药物治疗，但缺乏特效的药物，目前常用羟苯磺酸钙口服，具有抗氧化的性质，减少活性氧所致的微血管渗漏，用羟苯磺酸钙治疗早期 DR 可促进视网膜病变的吸收，减轻视网膜水肿，使视力稳定或者有所改善。

（2）光凝治疗：适用于部分重度 NPDR 患者和高危 PDR 以及有临床意义的黄斑水肿，可以降低其发生严重视力丧失的风险。光凝治疗分为全视网膜光凝（PRP）（图 2-45）、黄斑格栅样光凝和局灶光凝治疗。PRP 适应于：①重度 NPDR 患者，特别是 FFA 显示较多无灌

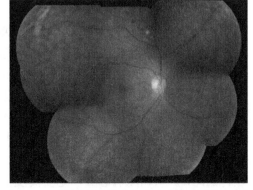

图 2-45　糖尿病视网膜病变患者右眼全视网膜光凝术后 1 个月的眼底

注区；② PDR 患者；③ DR 伴有虹膜新生血管患者。而对弥漫性黄斑水肿及有临床意义的黄斑水肿（CSME）患者应进行黄斑格栅样光凝或者局灶光凝；由距黄斑中心 500 ～ 3000μm 的微血管瘤引起或者加重的 CSME 患者，可对其直接行局灶光凝。

（3）玻璃体内注射抗 VEGF 药物和糖皮质激素：是目前治疗 DME 的有效手段。VEGF 被广泛认为是介导 DR 病变过程的核心因素，是参与 DME 病理生理过程的一个重要分子，目前大量的实验和临床证据显示，抗 VEGF 治疗在 DME 治疗中有效。我国目前临床应用的抗 VEGF 制剂有：雷珠单抗、贝伐单抗（超适应证用药）、阿柏西普和康柏西普 4 种。抗 VEGF 治疗需要反复多次的玻璃体腔注射，其治疗 DME 的模式还在多项随机对照试验研究中进行探索。糖皮质激素最主要的作用就是稳定血 - 视网膜屏障、促进渗出吸收、下调炎症因子的刺激作用，还有抗血管生成、抗纤维化、抗渗出的作用。目前，临床应用于玻璃体腔注射的糖皮质激素类药物主要有 2 种：曲安奈德和地塞米松眼内缓释植入物（Ozurdex）。玻璃体内注射激素的潜在并发症主要包括：感染性眼内炎、高眼压、继发性白内障、玻璃体积血、视网膜裂孔和视网膜脱离等。鉴于此，目前糖皮质激素玻璃体腔注药一般不作为治疗 DME 的首选，仅作为有严重心脑血管疾病、不能接受抗 VEGF 每月注射的患者或者人工晶状体眼患者的首选。

（4）现代玻璃体手术技术：提供了相对安全有效的去除玻璃体积血和增生组织的方法。目前，玻璃体手术主要用于治疗增生性视网膜病变的并发症，如新生血管引起的玻璃体积血，视网膜玻璃体增殖条索牵拉引起的牵拉性视网膜脱离等。手术治疗的目的是清除混浊的玻璃体，去除视网膜玻璃体增殖病变，恢复脱离的视网膜，争取时间，及早进行光凝治疗，使视网膜达到解剖复位，改善黄斑功能，提高视力，防止病变进一步发展。

5. 预防　DR 属于可治疗性眼病，早期筛查很重要，早期治疗可以避免失明，一旦错过最佳治疗时机，将会造成不同程度的视力障碍甚至失明，所以了解 DR 带来的危害，重视并积极早期治疗，对预防 DR 致盲非常重要。

由于糖尿病的控制很大程度上依靠患者自己，因此加强糖尿病患者的自我管理非常必要。目前认为良好的血糖控制，可以阻止 DR 发展；控制血压也可以缓解 DR 的进展；降低血脂水平可以降低 DR 的发生发展；改变不良嗜好，如控烟、控酒可以帮助预防 DR 的进展。因此，提倡健康的生活方式及合理的饮食习惯非常重要。如避免过度劳累、紧张，限制高热量、高脂肪、高盐饮食，多吃新鲜蔬菜、水果，多吃富含纤维素食物，增加有氧体育活动，控制体重，这些对于避免及减少糖尿病并发症发生、DR 发生发展非常重要。

DR 的发展是不可逆的，如果能在早期对糖尿病患者进行眼底筛查，大部分患者的病情和视力是可以得到控制和改善的，而且早期治疗费用低，效果也更佳。因此，广大糖尿病患者一定要高度重视眼健康，树立早发现、早诊断、早治疗的观念。再次强调"预防胜于治疗"，DR 并不可怕，但一定要在控制血糖的同时，定期进行眼底检查，及早发现并积极治疗，从而最大程度地降低视力损害。一旦发生了 DR，则重点在控制 DR 进展；已经发生了 DME 或严重的 PDR，则应及时实施合理的治疗手段进行干预，以减轻视力损害的程度，降低致盲率。

三、视网膜色素变性

1. 概念 原发性视网膜色素变性（retinitis pigmentosa，RP）是一组进行性遗传性营养不良性退行病变。主要是以进行性视野缺损、夜盲、视网膜色素性病变和视网膜电图异常为特点的疾病。本病是一种致盲性眼病，患病率大约 1/4000，全世界大约有 150 万人患有此病。本病绝大多数在 30 岁以前发病，通常双眼发病，青春期以后症状加重，视野逐渐缩小；中老年以后，黄斑受累导致中心视力减退，甚至失明。

2. 临床特点 RP 患者在疾病早期视力一般正常，若病变以视杆细胞受累为主，夜盲是最早的症状，可早于眼底改变之前数年；若病变以视锥细胞受累为主，夜盲出现较晚。在病变过程中周边视野逐渐缩小，直至患者处于管视状态，但还可以保持相对较好的中心视力，最后，中心视力亦受损，视力完全丧失。

眼底可完全正常，随病程进展而渐次出现眼底改变。RP 典型的眼底改变主要有视盘颜色蜡黄、视网膜血管狭窄和骨细胞样色素散布三联征（图 2-46）。

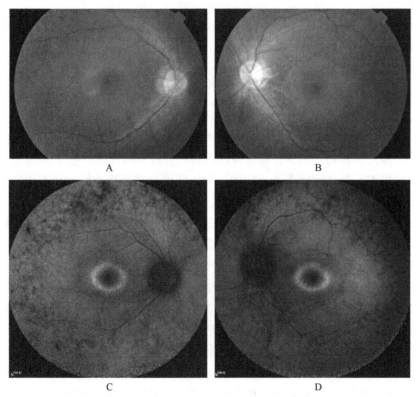

图 2-46 患儿，男性，11 岁，双眼原发性视网膜色素变性

A、B. 眼底照相，黄斑外色素沉着、色素脱失，周边视网膜可见骨细胞样色素散布；C、D. 自发荧光图像黄斑中心凹周围高发荧光环，周边骨细胞样色素散布处无自发荧光

眼科特殊检查：

（1）暗适应检查：早期视锥细胞功能尚正常，视杆细胞功能下降，使视杆细胞曲线终末阈值升高，造成光色间差缩小。晚期视杆细胞功能丧失，视锥细胞阈值亦升高，形成高位的单相曲线。

（2）视野与中心视力：早期有环形暗点，位置与赤道部病变相符。其后环形暗点向中心和周边慢慢扩大而成管状视野。中心视力早期正常或接近正常，随病程发展而逐渐减退，一般照明下，当周边视野全部丧失后，中心视野尚存 5°～10°，患者处于管视状态。最后中心视野也逐渐丧失，最终完全失明。RP 自然病程中，视野每年损失 4.6%。

（3）视觉电生理：视网膜电图（ERG）检查不仅表现为振幅的进行性降低和最终熄灭，也表现为潜伏期的延长。眼电图（EOG）检查 Arden 比平坦，明暗适应时差别较小，即使在早期，当视野、暗适应甚至 ERG 等改变尚不明显时，已可查出。

（4）色觉：多数患者童年时色觉正常，其后渐显异常。典型改变为蓝色盲，红绿色觉障碍较少。

3. 康复　目前，缺乏有效的治疗办法，然而应该尽可能地帮助患者提高视力，处理并发眼病。近年来，基因治疗视网膜色素变性有了较大进展。

当患眼视力下降至 0.2 或者呈管视状态时，需要验配助视镜以提高患者的视觉生活质量。

四、视神经萎缩

1. 概念及病因　视神经萎缩是指任何疾病引起的视网膜节细胞及其轴突发生的病变，一般为视网膜至外侧膝状体之间的神经节细胞轴突变性。

（1）原发性视神经萎缩：为筛板以后的视神经、视交叉、视束以及外侧膝状体的视路损伤，其萎缩过程是下行的。常见病因是球后视神经炎、遗传性视神经病变（Leber 病）、眶内肿瘤压迫、外伤、神经毒素等。

（2）继发性视神经萎缩：原发病变在视盘、视网膜脉络膜，其萎缩过程是上行的。常见病因有视盘炎、视盘水肿、视网膜脉络膜炎、RP、视网膜中央动脉阻塞、奎宁中毒、缺血性视神经病变、青光眼等。

（3）颅内病变：由颅内炎症，如结核性脑膜炎或视交叉蛛网膜炎，引起下行性视神经萎缩，如炎症蔓延至视盘则可表现为继发性视神经萎缩。颅内肿瘤所产生的颅内压升高，可以引起视盘水肿，然后形成继发性视神经萎缩。

2. 诊断　视神经萎缩结合眼底表现和辅助检查可以诊断。

原发性视神经萎缩视盘色淡或苍白，边界清晰，视杯可见筛孔，视网膜血管一般正常；继发性视神经萎缩视盘色淡、晦暗，边界模糊，生理凹陷及筛板不可见，可见视网膜动脉变细，血管伴有白鞘（图 2-47）。

辅助检查包括：

（1）视觉诱发电位（VEP）检查：可发现
P100 波峰潜时延迟和（或）振幅明显下降。
VEP 检查能客观评估视功能，对视神经萎缩
的诊断、病情监测和疗效判定有重要意义。

（2）采用常用计算机自动视野计的中心
视野定量阈值检查程序：可见向心性缩小，有
时可提示本病病因，如双颞侧偏盲应排除颅
内视交叉占位病变，巨大中心或旁中心暗点
应排除遗传性视神经病变。该检查能用于视

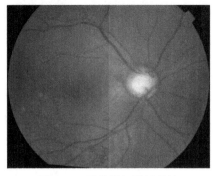

图 2-47　继发性视神经萎缩

功能评估，对该病的诊断、病情监测和疗效判定也具有重要意义。

（3）头颅或眼部 CT、MRI 检查：压迫性和浸润性视神经病变患者可见颅内或
眶内的占位性病变压迫视神经；视神经脊髓炎、多发性硬化等病变患者可见中枢
神经系统白质脱髓鞘病灶。该项检查能在该病的病因诊断中排除或确诊压迫性和
浸润性视神经病变、脱髓鞘病变。

（4）利用基因检测技术：通过血液、其他体液或细胞对线粒体 DNA 或核基因
进行检测，可见遗传性视神经病变导致的患者存在相应基因位点的突变，该检查
能在视神经萎缩的病因诊断中排除或确诊遗传性视神经病变。

3. 治疗　一旦视神经萎缩，要使之痊愈几乎不可能，但使其残余的神经纤维
恢复或维持其功能是完全可能的。因此应使患者充满信心并坚持治疗，积极治疗
原发疾病和给予营养支持治疗。常用的神经营养药物如维生素 B_1、维生素 B_{12}、
ATP 及辅酶 A 等，血管扩张药及活血化瘀类药物，如烟酸、地巴唑、维生素 E、
曲克芦丁、复方丹参等。近年来，通过高压氧、复方樟柳碱穴位注射以及神经生
长因子等治疗均已取得一定效果。

第七节　眼　外　伤

一、眼外伤概述

1. 眼外伤的社会危害性　眼球是人体重要的视觉器官，作为感知外界事物的
主要器官，所接收的信息占人体接收总信息的 80% ～ 90%。眼外伤可导致视力
低下、失明甚至眼球缺失。眼外伤患者产生巨大的心理压力，出现紧张、焦虑、
恐惧、悲观、绝望和烦躁不安等心理反应，对其生活及身心健康产生严重影响。
眼外伤多发生在青少年或者壮年男性，给家庭、社会造成巨大损失。因此，眼外
伤不仅是一个医学问题，还是一个社会问题。眼外伤应坚持"预防为主"的方针，
采取综合防治措施，加强健康教育和宣传工作，唤起家庭、学校和社会的共同关
注，切实有效控制眼外伤的发生。

2. 眼外伤定义　眼外伤是一种常见的眼科疾病，多种原因均可导致眼外伤，

严重者可致视力完全丧失，应引起高度重视。简单来讲，眼外伤是由于机械性、物理性、化学性等因素直接作用于眼部，引起眼的结构破坏和功能损害。

3. 眼外伤分类　一般来讲，根据致伤因素的不同，眼外伤可分为机械性和非机械性。根据国际眼外伤学会推荐，按性质将机械性眼外伤分为开放性和闭合性2类。开放性眼外伤是由钝性或尖锐物品所致的裂伤、破裂伤，包括穿孔伤、贯通伤、眼内异物伤、眼球破裂伤；闭合性眼外伤包括钝挫伤、板层裂伤、眼表异物伤（图2-48）。非机械性眼外伤包括热烧伤、化学伤、辐射伤和毒气伤等。

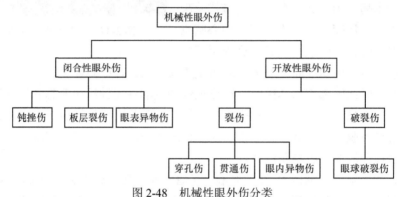

图 2-48　机械性眼外伤分类

二、眼异物伤

（一）眼表异物伤

1. 概述　是由异物对角膜、结膜的损伤。大多数眼表异物伤较轻，部分病例伤情严重，如角膜划伤合并感染。因此，必须加以重视。

眼表异物伤原因比较多见，如风沙、树枝、碎石、玻璃碎屑、铁屑等在工作或生活中不慎进入眼表面损伤角膜、结膜等眼球表面组织。角膜接触镜也可引起角膜损伤，如接触镜与角膜不匹配，戴镜时间太长，睡觉时未取下接触镜，取戴接触镜时方法不当，如划伤角膜、结膜，引起眼部不适。

主要症状是异物感、疼痛、畏光、流泪、眼红、球结膜下出血，还可引起眼睑水肿、视力下降等。裂隙灯检查可发现结膜、角膜表层的异物（图2-49）。

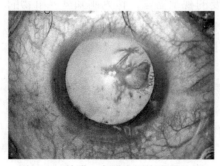

图 2-49　结膜、角膜表层多发异物伤

2. 治疗

（1）加强科普宣传：眼表异物伤发生后，用纱布遮盖伤眼后及时就诊；禁忌揉眼，以免造成二次伤害；禁止伤者或家属尝试用指甲或未消毒的物品取异物，以免加重异物对眼表组织的伤害。

（2）表面异物在裂隙灯下或手术显微镜下取出，是最主要的治疗措施。

（3）局部点用抗生素类滴眼液预防感染，局部点用表皮生长因子或成纤维细胞生长因子类滴眼液，以促进浅表伤口或上皮组织的修复。

（二）眼内异物伤

1. 概述　是一种常见的开放性眼外伤，导致外伤的异物种类和致伤机制不同，伤眼预后各异。

根据异物的性质可分为金属异物和非金属异物2大类。金属异物有磁性金属异物，如铁、钢等；非磁性金属异物，如铜、铅等（图2-50）。非金属异物常见的有玻璃、石子、植物性异物（如刺木）和动物性异物（如毛发、刺）等。

眼内异物击穿眼球壁进入眼内时，机械作用对眼球造成直接损伤，异物在眼内存留带来继发性损伤，其严重程度与异物性质和眼内存留时间长短有关。

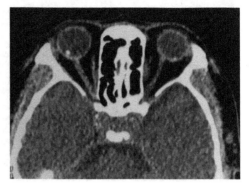

图2-50　眼内金属异物

金属异物存留会引起金属离子沉积，其被眼球组织吸收后，会对眼球各组织造成毒性损害。铜质沉着症为铜的毒性反应，如果治疗不及时则会在几个小时内导致视力损害。典型的临床表现为：角膜K-F环、虹膜呈黄绿色、房水中可见绿色颗粒、"向日葵样"白内障、玻璃体棕红色混浊、视网膜血管和黄斑区可见金属斑等。铁质沉着症为铁粒子在眼内组织沉着引起眼组织损害，导致视功能不可逆性损害，典型的临床表现为角膜基质铁锈色沉着、虹膜异色症、瞳孔散大、玻璃体铁锈色混浊、视野缺损等。

2. 临床表现　眼内异物是一类开放性眼外伤，可表现为视力不同程度下降；眼痛、异物感、畏光、流泪等；可见异物穿通伤口，如眼睑皮肤伤口、角巩膜伤口等，局部可见皮下淤血、球结膜下出血等；常伴有角巩膜穿孔、外伤性白内障、玻璃体积血、视网膜脱离、眼内炎等；眼内异物可存在于眼内不同部位，如前房异物、晶状体异物、睫状体异物、玻璃体异物、视网膜异物等；极少数情况下，没有明确的外伤史、受伤过程不清楚或异物非常小，影像学检查难以被发现，往往导致这些隐匿性眼内异物易被临床忽略。

3. 处理原则

（1）加强科普宣传：伤后立即遮盖伤眼，送眼科急诊处理。就医前应注意：①不可用清水清洗，不可随意涂抹眼膏；②眼外部有异物残留，不可擅自拔出；③不要用手按压眼球；④减少眼球转动。

（2）注射破伤风抗毒素或破伤风免疫球蛋白。

（3）手术缝合穿通伤口，防止眼内容物继续脱出，对眼球造成进一步损害。

（4）全身及局部应用抗生素预防感染。

（5）手术取出异物。

手术时机：对于何时手术取出眼内异物，目前尚有争议。一般认为，对于异物嵌顿于眼球后壁可能导致化学损伤、眼内炎或同时伴有视网膜脱离的患眼，应尽早手术取出异物。

手术方式：依据异物性质，眼部损伤情况，异物位置，是否合并白内障、视网膜损伤、眼内炎等因素综合考虑。如不伴外伤性白内障，无明显玻璃体积血、增殖，位于玻璃体腔无明显机化包裹的磁性异物，可直接用电磁铁从平坦部巩膜切口吸出异物；对于嵌顿于眼球后壁、非磁性异物、较大异物或有纤维包裹伴有视网膜损伤的异物，需行玻璃体切割术取出异物，同时可以处理玻璃体、视网膜损伤（图2-51）。

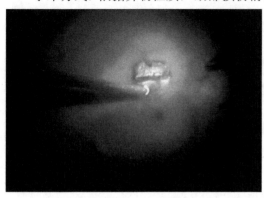

图 2-51　玻璃体切割术处理眼内金属异物

三、眼球钝挫伤

1. 概述　眼球钝挫伤是由机械性钝力直接伤及眼部，造成眼组织器质性病变及功能障碍，但不引起眼球壁开放性伤口。

造成眼球钝挫伤原因很多，在生产、生活、体育运动及发生交通事故等的情况下，遭受各种物体冲撞，如爆炸气流、砖石、拳头、球类等的击伤等造成的眼组织损伤。

眼球钝挫伤除在打击部位产生直接损伤外，钝力通过在眼内和球壁的传递，也会产生间接损伤。根据暴力大小、损伤部位不同，伤势可轻可重，症状也不尽相同。

2. 角膜挫伤

（1）临床表现：钝力作用于角膜可擦伤角膜表层组织，也可使角膜内皮层和后弹力层破裂，进而引起角膜基质水肿混浊，严重时可致角膜破裂。患者可出现疼痛、畏光、流泪及眼睑痉挛等角膜刺激症状，视力也不同程度受到影响。

（2）处理：如出现角膜上皮破损，可于结膜囊内涂抗生素眼膏后包扎，以减轻局部刺激症状。

3. 虹膜挫伤

（1）临床表现：虹膜挫伤可造成瞳孔缩小、外伤性瞳孔散大、外伤性虹膜根部离断（图2-52A）、外伤性无虹膜（图2-52B）、外伤性虹膜睫状体炎等，引起患眼视力减退、畏光、眼痛或单眼复视等。

（2）处理：如瞳孔扩大，可口服神经营养类药物，部分可逐步恢复；如出现畏光、刺激症状，可戴有色眼镜或变色眼镜；如外伤性虹膜根部离断，范围小者无须处理，如离断范围较大，有单眼复视者，可手术复位、缝合离断的虹膜根部；如外伤性无虹膜，可植入人工虹膜；如出现外伤性虹膜睫状体炎，可局部滴用糖皮质激素或非甾体类滴眼液。

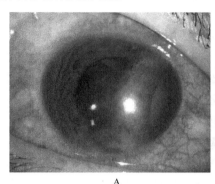 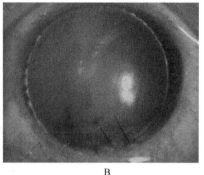

A　　　　　　　　　　　　　　B

图 2-52　虹膜挫伤

A. 外伤性虹膜根部离断；B. 外伤性无虹膜

4. 睫状体挫伤

（1）临床表现：轻者仅表现为轻度视力减退，重者可伴有大量玻璃体积血，睫状肌撕裂、睫状体脱离，患者视力明显减退，检查时发现低眼压、前房变浅。也可造成睫状体调节障碍，引起近视及调节功能减弱。

（2）处理：如虹膜睫状体炎症状反应重者，可局部滴糖皮质激素类、非甾体类滴眼液；如合并前房积血，按前房积血治疗。

5. 前房积血

（1）临床表现：可造成眼痛、视物模糊，根据出血量多少出现不同程度的视力下降，积血量多时可致视力暂时性完全丧失（图 2-53）。可引起眼压升高（溶血性青光眼、血影细胞性青光眼）、角膜血染、虹膜前后粘连、白内障等改变。

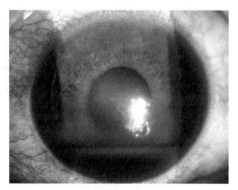

（2）处理：可采取双眼包扎，半卧位，应用止血药物，以促进积血吸收；一般情况下不散瞳、不缩瞳；观察眼压变化，如前房积血不吸收，且眼压持续升高者，应

图 2-53　前房积血，液平约 3mm

行前房穿刺，灌洗出前房积血，防止角膜血染。

6. 前房角后退

（1）临床表现：挫伤造成睫状肌环行纤维与纵行纤维分离，虹膜根部向后移位，表现为前房角加宽、变深。前房角后退可引起继发性青光眼，如未及时发现、及时治疗，可造成视力下降、视野缺损，甚至视力完全丧失。

（2）处理：如为房角后退、眼压未升高者，应长期观察眼压变化；眼压升高者，可采用局部滴眼液滴眼控制眼压，如β受体阻滞剂、碳酸酐酶抑制剂、前列腺素衍生剂等；如眼压控制不佳，可行小梁切除术或其他抗青光眼手术。

7. 外伤性低眼压

（1）临床表现：主要为睫状体损伤或分离引起的低眼压。低眼压严重者可引起视力下降、视物变形等。

（2）处理：轻者可局部或全身用糖皮质激素，1%阿托品散瞳；如睫状体脱离范围较大，药物治疗无效，可考虑手术治疗，如睫状体复位缝合术等。

8. 晶状体挫伤　可造成晶状体透明度和位置改变。

（1）透明度改变：导致外伤性白内障，伤后出现不同程度的视力下降；如晶状体囊破裂，皮质膨胀突入前房可引起继发性青光眼或葡萄膜炎。

（2）部分悬韧带断裂：可以导致晶状体半脱位（图2-54），前房深度不对称，引起单眼复视。验光检查时，无晶状体区为高度远视，晶状体周边部为高度散光。也可继发青光眼，引起眼痛、眼胀、头痛、恶心、呕吐等症状。

（3）悬韧带完全断裂：可导致晶状体全脱位（图2-55），向前脱入前房，向后脱入玻璃体腔。晶状体全脱位，造成视力下降，屈光状态突然改变或单眼复视、散光，也可继发青光眼，出现急性青光眼发作症状。

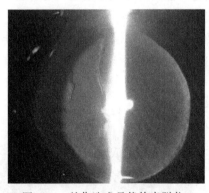 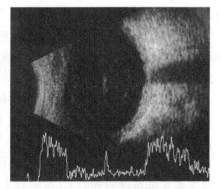

图2-54　外伤造成晶状体半脱位　　图2-55　晶状体全脱位 B 超
显示玻璃体腔内椭圆形强回声

（4）外伤性白内障：轻者可不予处理，重者可行超声乳化白内障吸除术联合人工晶状体植入术；如晶状体脱位或半脱位，可行晶状体切除联合玻璃体切割术。

9. 玻璃体积血

（1）临床表现：挫伤使睫状体、视网膜或脉络膜血管破裂，血液流入玻璃体腔，造成玻璃体积血（图2-56A）。轻者可出现眼前黑影飘动、眼前闪光感等，重者可造成视力明显下降或视物变红，此与积血多少有关。

（2）处理：双眼遮盖，采取半坐位休息；伤后早期服用止血药物预防再次出血，出血稳定后服用活血化瘀类药物促进积血吸收；如玻璃体积血多或长时间不吸收，可行玻璃体切割术清除积血；如B超检查发现合并视网膜脱离（图2-56B），应尽早手术治疗。

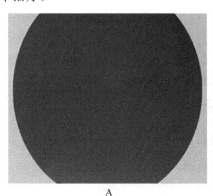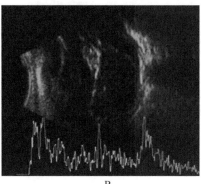

A   B

图2-56 挫伤导致玻璃体积血患者眼底照相和B超图像

A.玻璃体混浊，眼底窥不清；B.显示玻璃体内密集点状强回声

10. 脉络膜挫伤

（1）临床表现：外力直接伤及眼球壁或间接由玻璃体传导至脉络膜，使其受损血管破裂。脉络膜破裂范围大小、位置不同，由此引发视力下降、视野缺损的程度也不同。如脉络膜破裂出血位于黄斑区，可出现明显视物变形，显著视力下降（图2-57）。

（2）处理：早期应卧床休息，应用止血剂；出血停止后，可试用活血化瘀类药物促进积血吸收。

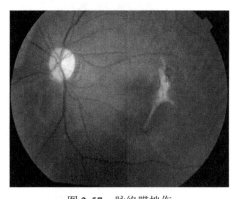

图2-57 脉络膜挫伤

脉络膜破裂，后极部视网膜下出血、瘢痕形成

11. 视网膜震荡

（1）临床表现：在眼球挫伤后，后极部可出现一过性视网膜水肿，视网膜变白，视力下降。多在伤后6小时出现，如相对性中心性暗点，视物变形、变小、变远等。

（2）处理：应用血管扩张剂、维生素B_1及口服糖皮质激素。

12. 视网膜挫伤

（1）临床表现：当眼球受到钝性外伤后，引起视网膜和脉络膜血管反应性改变，早期血管痉挛，继而血管扩张，血管壁通透性增加，发生视网膜水肿、渗出、出血等改变（图2-58）。严重者可引起视网膜破裂、视网膜脱离等。患者视力明显下降，也可出现永久性视力损害。

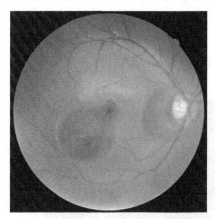

图 2-58 视网膜挫伤

视盘周围片状出血，后极部视网膜水肿、
视网膜下出血

（2）处理：卧床休息；口服皮质类固醇或吲哚美辛，以减轻组织炎症反应；如发生外伤性视网膜脱离，处理同原发性视网膜脱离。

13. 外伤性视网膜脱离

（1）临床表现：外伤性视网膜脱离是外力造成的视网膜神经上皮层与色素上皮层的分离。外伤时或外伤后数周或数月出现眼前黑影飘动、视物遮挡、视力下降或视物变形等（图 2-59）。

（2）处理：如不合并玻璃体积血，寻找视网膜裂孔，按单纯孔源性视网膜脱离处理；如合并玻璃体积血，需行玻璃体切割术。

14. 外伤性黄斑裂孔

（1）临床表现：外伤性黄斑裂孔是指外力造成黄斑部视网膜内界膜至感光细胞层发生的组织缺损，严重损害中心视力，通常在 0.1 以下，多数伴有视物变形（图 2-60）。

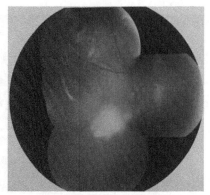

图 2-59 外伤性视网膜脱离

右眼 11 点处周边视网膜可见一椭圆形裂孔，
局部视网膜呈灰白色隆起，累及黄斑

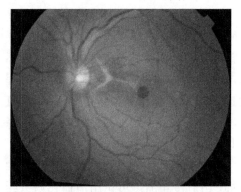

图 2-60 外伤性黄斑裂孔

视盘颞侧可见视网膜下增殖

（2）处理：由于外伤性黄斑裂孔自发闭合的病例报告并不少见，一般主张黄斑裂孔发生后密切随访 3 ~ 4 个月，甚至更长时间。如黄斑裂孔不自发闭合或有扩大，甚至发生视网膜脱离，必须手术治疗，其手术方法主要包括玻璃体切割术联合内界膜剥除术等。

15. 视神经挫伤

（1）临床表现：视神经挫伤是眼部、眼眶、头部受外力作用，导致视神经鞘膜扭转、鞘膜腔出血或由碎骨片压迫等，造成视神经传导障碍，视力急剧下降，甚至造成无光感，也可发生色觉减弱、视野缺损等。

（2）处理：早期可球后注射妥拉唑林、地塞米松，全身应用糖皮质激素、甘露醇减轻视神经周围组织水肿。早期给予维生素 B_{12}、ATP 及血管扩张剂。如有视神经管骨折，压迫视神经，可行视神经管减压手术。

四、眼球穿孔伤

1. 概述　眼球穿孔伤（俗称眼球穿通伤）是眼球遭受锐器刺伤或高速射出的异物碎屑穿破眼球壁而造成的组织损伤（图2-61）。常发生于儿童及青壮年。穿通伤的严重程度与致伤物的大小、形态、性质、速度及受伤部位、污染程度、球内有无异物存留等因素有关。可引起眼球内容物脱出、眼内异物、眼内炎和交感性眼炎，可引起视力下降甚至失明，必须积极抢救和正确处理。

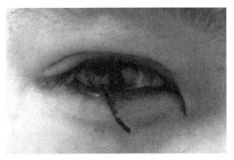

图 2-61　铁丝造成右眼角膜穿通伤

2. 临床表现　视力下降；伤后感觉有热泪流出，可有畏光、疼痛等刺激症状；球结膜充血或球结膜下出血；角膜、角膜缘或巩膜可见伤口；前房可变浅或消失，可伴有前房积血；瞳孔变形、移位；伤口有眼内组织脱出或嵌顿；如伤及晶状体可引起外伤性白内障，甚至晶状体囊膜破裂；可伴有玻璃体积血或视网膜脱离；眼压降低。

3. 处理原则

（1）了解受伤部位及受伤情况之后，以生理盐水棉签清洁眼睑及周围皮肤，不可直接用生理盐水进行眼部冲洗。

（2）眼部检查完毕后，进行急诊手术之前，以消毒纱布包扎患眼，防止眼内容物进一步脱出。

（3）注射破伤风抗毒素或免疫球蛋白。

（4）缝合穿通伤口，还纳脱出的眼内容物，恢复眼压，预防感染。

（5）如伤口较大、较深，伤口暴露较久，术中可眼球内注射抗生素，术后全身足量应用抗生素，预防感染。

4. 眼球穿通伤科普宣传　眼球穿通伤大多由于刀、剪、弹弓、玻璃碎片等直接刺伤引起，造成眼球壁破裂、眼内容物脱出。常见错误：

（1）用水冲洗：清洗眼局部积血及污物可能造成感染；此外，在擦拭过程中，有可能引起脱出眼外的组织进一步脱出，加重眼损伤。

（2）挤压眼睑：伤后患者或周围的人试图扒开眼睑进行眼部检查，但由于眼睑肿胀、眼睑表面的积血使得翻开眼睑困难，或不正确的操作，均可对眼球造成施压，使眼内容物进一步脱出，加重眼损伤。

　　发生这类损伤时，应立即用干净纱布包扎双眼，防止眼球运动造成眼内容物进一步脱出，并立即送往医院请求专业的救治，在此过程中禁止挤压眼球。

五、眼球破裂伤

　　1. 概述　眼球破裂伤是眼球受暴力作用所引起眼球壁破裂的一种严重眼外伤，不同于眼球穿通伤，是自内而外的力量所致（图2-62A）。多数患者视力严重下降，甚至无光感。

　　2. 处理原则　伤后应尽快注射破伤风抗毒素或免疫球蛋白。详细探查眼球破裂伤口位置及范围，水密缝合伤口，还纳脱出的葡萄膜及视网膜组织，恢复眼压（图2-62B）；如无眼内异物存留，缝合术后无感染，可于伤后1～2周考虑行玻璃体切割术，部分患者可保留眼球，甚至保留一定的视力。眼球结构已彻底破坏者，需行眼内容物剜除术或眼球摘除术。

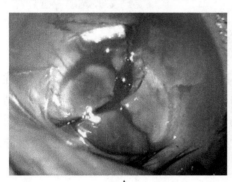 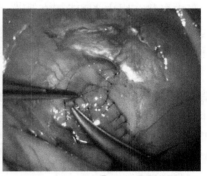

A　　　　　　　　　　　　　　　　　　B

图2-62　眼球破裂伤患者

A. 角膜破碎，伴有巩膜裂伤；B. 清创缝合角膜、巩膜伤口，还纳脱出的葡萄膜及视网膜组织

六、化学性眼外伤

　　1. 概述　化学性眼外伤主要是由强酸（硫酸、硝酸、盐酸等）、强碱（石灰、氢氧化钠等）溶液，粉尘或气体等接触眼部而造成的眼部损伤。多发生于化工厂、施工场所和实验室。眼化学伤的严重与否与化学物质的种类、浓度、剂量、作用方式，受伤部位，接触时间，接触面积，化学物质的温度、压力，以及治疗是否合理及时等有关。

　　酸性物质对蛋白质有凝固作用，低浓度酸溶液仅有刺激作用，但强酸能使组织蛋白凝固坏死。由于凝固的蛋白不溶于水，形成一凝固层，能阻止酸性物质继续向深层渗透。因此，组织损伤相对较轻。

　　碱能溶解脂肪和蛋白质，与组织接触后能很快渗透到组织深层和眼内，使细胞分解、坏死，对眼球有持续性损害。

2. 临床表现

（1）刺激症状：眼痛、畏光、流泪、眼睑痉挛等，可伴有不同程度的视力下降。

（2）球结膜充血水肿、缺血，呈苍白坏死状，角膜水肿、雾样混浊或呈瓷白色混浊，前房房水闪辉阳性、纤维素性渗出或积脓，瞳孔较正常缩小，有的看不清眼内结构。

3. 化学性眼外伤程度分级　根据眼部组织反应程度，化学性眼外伤可分为轻、中、重度：

（1）轻度：多由弱酸或稀释的弱碱引起。眼睑结膜轻度充血水肿，角膜上皮点状脱落或水肿，角膜缘无缺血或缺血＜1/4。数日后水肿消退，上皮修复，不留瘢痕，无明显并发症，视力多不受影响。

（2）中度：由强酸或较稀的碱类物质引起。眼睑皮肤出现水疱或糜烂，结膜水肿、缺血坏死，角膜实质深层混浊、水肿，角膜缘缺血1/4～1/2。治愈后可遗留角膜斑翳，影响视力。

（3）重度：多由强碱引起。眼睑、结膜出现广泛性缺血坏死，呈灰白色混浊。角膜全层混浊，甚至穿孔，或角膜呈瓷白色，角膜缘缺血＞1/2，巩膜坏死。伤后2周，新生血管可侵入角膜，角膜组织逐渐修复。角膜溃疡愈合后形成角膜白斑。角膜穿孔愈合后形成粘连性角膜白斑、角膜葡萄肿或出现眼球萎缩。结膜上皮缺损愈合过程中形成睑球粘连、假性翼状胬肉。眼睑、泪道的化学伤可引起眼睑畸形、眼睑闭合不全、溢泪等并发症。

4. 处理原则

（1）伤后立即用大量清水、自来水或生理盐水冲洗眼部，冲洗时撑开眼睑，反复清洗结膜囊，并不停转动眼球，冲洗至少15分钟，将化学物质彻底洗净。

（2）完成上述冲洗后应当马上就医，切不可拖延，以免贻误最佳治疗时间。

（3）局部和全身应用大量维生素C，可促使结缔组织形成，减少角膜溃疡和穿孔的发病率，对组织愈合起一定作用。

（4）眼局部滴抗生素眼液防治感染，必要时可考虑全身抗感染治疗。

（5）每日滴1%阿托品散瞳。

（6）伤后第1周及第4～5周局部及全身应用糖皮质激素，能有效减轻组织急性损害，减少炎性渗出。

（7）强碱伤后24小时内行前房穿刺，冲洗前房，可清除房水中的碱性物质，减少其对角膜内皮细胞及眼内组织的损伤。

（8）如球结膜明显水肿，可行球结膜放射状切开，以减轻组织压力，改善循环，排出结膜下酸、碱性液体。

（9）如球结膜、角膜上皮广泛坏死，可早期清创，切除坏死组织，并行羊膜移植，防止睑球粘连。

（10）如晚期出现眼睑外翻、睑球粘连，可行手术矫正畸形的眼睑，或进行角膜移植等。

5. 眼外伤预防 眼外伤，重在预防。在日常生活、工作及体育运动中做好预防工作，往往能避免许多不必要的伤害。

对于成年人来说，从事各项工作及体育运动应严格执行各项安全措施，如戴护目镜、安全帽、头盔等；对工人进行有关化学物质的毒性、防护、急救等安全生产教育，生产过程严格遵守操作规程，备好急救冲洗水及洗眼壶、盆等设施，以防不测。

对于家中有儿童者，家长应该做到：①妥善存放家里的缝针、刀具等尖锐工具，教育孩子不要拿着铅笔、圆规、筷子等尖锐物体追逐打闹；②避免孩子玩耍棍棒、弹弓、仿真枪、一次性注射器等；③禁止孩子玩耍激光笔，防止灼伤眼睛；④家具转角处安装柔软保护套；⑤不要让孩子观看电焊光，或长时间在阳光较强的雪地上玩耍；⑥将滴眼液、酒精、清洁剂、油漆、胶水等化学物品放在孩子接触不到的地方等。

第八节　沙　　眼

一、沙眼的概述

沙眼是由沙眼衣原体引起的一种慢性传染性结膜角膜炎，因其在睑结膜表面形成粗糙不平的外观，形似沙粒，故名沙眼。本病病变过程早期表现为急性结膜炎，睑结膜尤其是上睑结膜有乳头、滤泡增生样改变，同时发生角膜血管翳；晚期由于反复慢性感染，受累的睑结膜发生瘢痕，以致眼睑内翻倒睫，后倾的睫毛摩擦角膜，若不及时矫正，形成角膜薄翳和瘢痕，可严重影响视力甚至造成失明。

沙眼曾经是我国常见的致盲眼病，主要与重症沙眼的后遗症和并发症有关，常见的有睑内翻及倒睫、沙眼性角膜溃疡、沙眼性眼干燥症、泪道阻塞及慢性泪囊炎和角膜混浊。

20 世纪 50 年代前，我国曾广泛流行沙眼，是当时致盲的首要原因。随着卫生条件的改善及沙眼防治工作的广泛开展，我国沙眼患病率明显下降，目前沙眼在我国已基本控制。但我国幅员广阔，各地区经济发展不平衡。沙眼是一种贫困疾病，在偏远、边缘化和流离失所的人口中仍有发生。WHO 将 2020 年全球消灭沙眼（Global Elimination of Trachoma by 2020）列为其防盲工作的重要目标。庆幸的是，经过这么多年努力，我国目前已完全消灭了致盲性沙眼。

二、沙眼的临床特点

1. 症状 初次感染沙眼衣原体，会有异物感、畏光、流泪、较多黏液或黏液脓性分泌物，也有一些患者早期症状不明显或者比较缓和。数周后急性症状消退，进入慢性期，此时可无任何不适或仅觉眼易疲劳，如于此时治愈或自愈，可不留瘢痕。但在沙眼流行地区常有重复感染，导致慢性过程，病情不断加重。晚期常因后遗症，如睑内翻、倒睫、角膜溃疡及眼球干燥等，刺激症状显著，严重者影响视力，甚至失明。

2.分期 参照 1987 年 WHO 制定的简易沙眼分期标准（图 2-63），其可分为：滤泡性沙眼，上睑板区出现 5 个或以上的滤泡，且滤泡直径＞0.5mm；浸润性沙眼，上睑结膜深部大血管模糊不清，结膜弥漫性浸润、肥厚、肿胀；瘢痕性沙眼，上睑结膜出现白色线状、条带状瘢痕；沙眼性倒睫，至少有 1 根倒睫；角膜混浊，角膜混浊侵及瞳孔区，矫正视力低于 0.3。

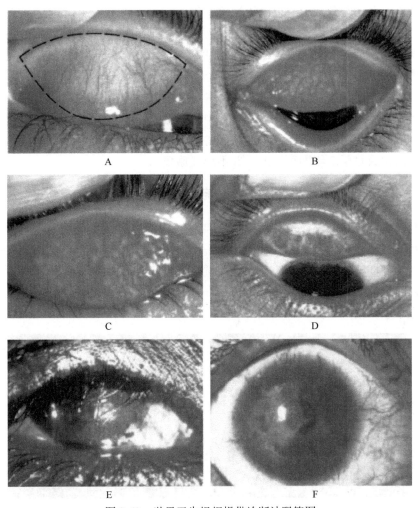

图 2-63 世界卫生组织提供诊断沙眼简图
A. 正常结膜；B. 滤泡性沙眼；C. 浸润性沙眼；D. 瘢痕性沙眼；E. 沙眼性倒睫；F. 角膜混浊

3.实验室检查 沙眼的诊断主要依据临床表现和实验室检查。

（1）涂片检测衣原体包涵体是最常用的筛选方法，可用于高危人群的筛选，但阳性率不高。

（2）细胞培养法被认为是检测沙眼衣原体的"金标准"，但费时，且要求一定的设备技术条件。

（3）原位杂交法检测沙眼衣原体 DNA，或用聚合酶链式反应（PCR）法检测，可明显提高检测敏感性，但是不能区分现在和既往感染，可辅助用于流行病学调研。

4.鉴别诊断

（1）结膜滤泡症：常见于儿童。皆为双侧，无自觉症状，滤泡多见于下穹窿部与下睑结膜，滤泡较小，大小均匀相似，半透明，境界清楚，滤泡之间的结膜正常，不充血，无角膜血管翳，无瘢痕发生。

（2）慢性滤泡性结膜炎：常见于学龄儿童及青少年。皆为双侧，颗粒杆菌可能为其病因。晨起常有分泌物，眼部有不适感，滤泡多见于下穹窿与下睑结膜，但不肥厚，1～2年后自愈，无瘢痕形成；无角膜血管翳。

（3）春季结膜炎：此病有季节性，主要症状为眼痒，睑结膜上的乳头大而扁平且硬，上穹窿部无病变，分泌物涂片中可见嗜酸细胞增多。

（4）包涵体结膜炎：以急性起病，滤泡皆以下穹窿部与下睑结膜为著，无角膜血管翳，数月至1年即可自愈，并不形成瘢痕。

三、沙眼的治疗

1.药物治疗 沙眼衣原体对四环素族、大环内酯类及氟喹诺类抗菌药物敏感。局部可滴用 0.1% 利福平或 15% 磺胺醋酰钠滴眼液，晚上用四环素软膏或红霉素软膏。急性期或严重的沙眼应全身应用抗生素治疗，可口服阿霉素或红霉素。

2.手术治疗 主要针对沙眼造成的眼部并发症，如严重的上睑内翻、倒睫等需要尽早手术治疗（图 2-64）。

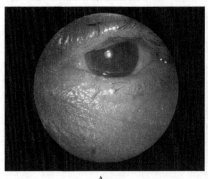 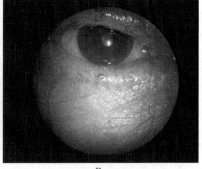

A   B

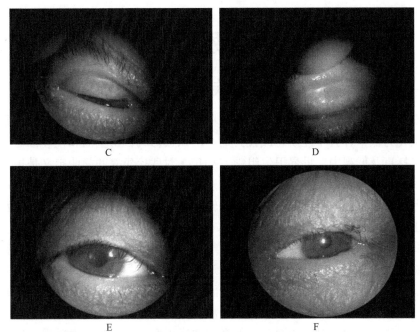

图 2-64　手术矫正沙眼导致的上睑内翻、倒睫

A. 沙眼导致右眼上睑内翻、倒睫；B. 沙眼导致左眼上睑内翻、倒睫；C. 右眼上睑结膜出现白色线状、条带状瘢痕；

D. 左眼上睑结膜出现白色线状、条带状瘢痕；E. 右眼术后上睑内翻矫正；F. 左眼术后上睑内翻矫正

四、沙眼的预防

沙眼一直被认为是"穷病""脏病""不讲卫生的病"，因此注意清洁卫生可以减少传染。沙眼衣原体常附在患者眼的分泌物中，任何与此分泌物接触的情况均可增加沙眼传播感染的机会。因此，应加强宣传教育，培养良好卫生习惯。不用手揉眼，毛巾与手帕要勤洗、晒干；对沙眼患者应积极治疗，并注意水源清洁。

第三章　视力残疾的康复工作

一、视力残疾康复的重要性

在《残疾人残疾分类和分级》国家标准中，视力残疾的定义是指各种原因导致双眼视力低下并且不能矫正或视野缩小，以致影响日常生活和社会参与。视力残疾包括盲及低视力。世界卫生组织（WHO）对残疾康复的简明定义是指借用各种有用的措施，以减轻残疾的影响和使残疾人重返社会。而视力残疾康复则是指采用各种有效措施改善视觉功能，以减轻视力残疾所造成的影响，使视力残疾者恢复生活自理甚至社会参与。

我国 2006 年第二次全国残疾人抽样调查结果显示，我国视力残疾的患病率为1.53%，由此推算我国视力残疾者数量高达两千多万人。视力残疾使患者丧失自理与活动能力，生活质量严重降低，甚至因病返贫、致贫，成为家庭与社会的沉重负担。视力残疾大多数是由各种眼部疾病所致，尽管采用多种治疗措施，视力仍无法获得改善。而相对于盲而言，低视力残疾程度较轻，通过为低视力患者规范地验配合适助视器并进行功能性视力训练，帮助低视力患者更有效地利用其残余视力，从而改善其活动能力，成为弥补视觉障碍的最佳途径。因此这里所说的视力残疾康复是指对于经过药物、验光配镜和手术等常规治疗手段无效的低视力患者，依靠以助视器为主要手段的视觉康复。

我国长期以来作为发展中国家，医疗资源较发达国家相对匮乏，视力残疾康复工作起步较晚，在过去的几十年中防盲治盲侧重于消除贫困地区白内障，并做出了令人瞩目的成绩，但大家对低视力的认识和重视程度均不充分；随着中国残疾人事业的不断发展，视力残疾康复工作成绩较为显著，但是总体仍处于起步阶段；对于那些已经获得康复帮助的视力残疾者，其康复的有效性并不均衡。视力残疾已经成为危害国民健康的严重公共卫生问题之一。党的十九大报告提出，要实施"健康中国"战略，因此更加充分地认识低视力，大力发展低视力康复的教育和培训，提高低视力患者的康复意识，进一步加强医疗和残联系统的合作，通过有效的视觉康复服务发挥视力残疾者残余视功能的作用，改善其生活质量，实现精准脱贫，减轻家庭与社会负担，非常迫切并具有重要意义。

二、低视力门诊

我国的视力残疾康复工作从 20 世纪 80 年代中期开始，北京同仁医院率先在全国设立了第一个低视力门诊，随后天津市眼科医院也成立了儿童低视力门诊和低视力康复中心。西方发达国家，如美国、英国和澳大利亚等国其低视力门诊是由眼科医师、验光师、助视器辅导员、低视力康复治疗师、定向行走训练师、心理咨询师和社会工作者等人员组成的多学科团队。而我国低视力门诊的设置一般主要由眼科医师、验光师和护理人员或技师组成。

低视力门诊的工作目标就是通过科学的视觉康复训练等方法使视力残疾者能够充分利用残余视力，帮助其提高生活质量及增强独立生活的能力。由此不难看出，视力残疾康复与传统医疗有着明显不同。在传统医疗中，眼科医师主要关注疾病的诊断与治疗；而视觉康复则聚焦分析视觉功能损害的特征及如何帮助患者充分利用残余视力以改善生活质量。但两者又紧密结合，传统眼科医疗是基础，视觉康复则是延伸，近年来越来越多的眼科医疗机构将视觉康复工作纳入学科建设。1981 年 WHO 在《视觉失能者残余视力的应用》会议报告中推荐了以下低视力工作模式，即低视力患者的确认、转诊→眼科医师诊断、治疗、转诊→低视力门诊评价、开具助视器处方、训练→环境与行动训练→追踪观察。

1. 低视力的诊断程序

（1）查裸眼 / 戴镜远、近视力。

（2）常规眼部专科检查和医学验光。

（3）视力＜ 0.3 →验光→较好眼最佳矫正视力＜ 0.3 →初诊低视力→经手术、药物、弱视等治疗后较好眼最佳矫正视力仍＜ 0.3 →确诊低视力→低视力专科门诊验配助视器及进行视功能康复训练。

2. 低视力门诊具体工作内容 包括视力残疾患者视功能的检查和评价、助视器处方及使用训练、功能性视力训练、康复效果评估、随访观察以及科普宣教等。

3. 低视力门诊常用器具与设备

（1）视力表：远视力表，如标准对数视力表、ETDRS 视力表、LogMAR 视力表、低视力表、儿童图形视力表等；近视力表，如标准近视力表、对数近视力表、LogMAR 近视力表、LogMAR 中文近视力表、汉字阅读视力表等。

（2）Amsler 方格表。

（3）立体视检查图，如 Titmus、Lang、颜少明立体视觉检查图。

（4）色盲检查图。

（5）镜片箱和试镜架。

（6）检影镜。

（7）裂隙灯活体显微镜。

（8）检眼镜。

（9）角膜曲率计 / 角膜地形图。

（10）眼压计。

（11）对比敏感度图表。

（12）Worth 四点灯、线状镜。

（13）阅读架和阅读灯。

（14）各种光学助视器和非光学助视器。

（15）低视力康复功能性视力训练图谱。

（16）低视力门诊专科病历。

（17）其他病因筛查设备，如视野计、荧光素眼底血管造影、视觉电生理等。

4. 做好检查与诊断　是进行视力残疾康复必需的前提与基础。

（1）病史：询问患者视力下降的时间、起因及治疗经过，有无眼部外伤史，对于先天性及遗传性眼病患者，要询问出生史和家族史，对患者的职业、生活方式和业余爱好、学习情况等也应了解。

（2）视力检查：分为远视力和近视力检查，由于低视力患者视力均在 0.3 以下，而普通标准对数视力表 0.1、0.2 行的视标很少，且间隔过大，所以最好选用每行有多个视标的，如 ETDRS 视力表；在近视力检查时则常用标准近视力表，注意要记录眼与视力表之间的距离。检查低视力患者的视力时，除了要分别检查右眼和左眼单眼视力以外，还应检查双眼视力。

（3）屈光检查：不论视力残疾患者最初视力是多少，都必须进行常规细致的屈光检查，包括散瞳验光，而不能主观臆断患者视力"不能矫正"；通过验光了解患者最佳矫正视力时，尽管提高幅度看似微乎其微，但这一矫正会让患者获得完全不同的生活自理与活动能力；除了戴镜矫正，大多数低视力患者还需要进一步验配助视器才能达到满意康复。

（4）视野检查：视功能除了代表黄斑区功能的中心视力之外，还有代表整个视网膜功能的视野，视野检查除了简便易用的 Amsler 方格表外，还有传统的动态视野检查法，目前则多用计算机辅助的自动视野计。

（5）立体视检查：可以采用立体视检查图、同视机立体画片等进行，但低视力患者通常没有立体视觉。

（6）色觉检查：是一种主观检查方法，有助于完全和不完全性先天性全色盲、锥体细胞退行性变等疾病的早期鉴别诊断。

（7）对比敏感度：与视觉功能有着更加实际的联系，临床上经常发现不同患者视力相同但视觉能力不同。对比敏感度检查可预测低视力助视器使用效果。常用对比敏感度图表。

（8）眩光：又称眩目，是指干扰视网膜成像，影响视觉分辨率和舒适感的光线，在视力残疾康复领域中对于眩光的评价和控制意义非常大。亮锐度测试仪可对低视力眩光进行评估。

（9）视觉电生理检查：属于客观视功能检查方法，适用于不配合的儿童和智力低下患者的视功能检查。

5. 视力残疾康复的措施

（1）原发病的治疗：对于视力损伤患者首先要积极寻找病因并针对病因进行常规治疗，如屈光矫正、手术和药物治疗等，一部分患者经过医疗机构的临床诊治可实现复明脱残，重返社会。

（2）助视器的验配：相当一部分视力损伤患者即使通过手术、药物治疗和常规屈光矫正等传统临床医学干预，仍无法改善其视力、视野和对比敏感度的下降，最终导致视力残疾，此时助视器将成为视力残疾者视觉康复的最后机会。助视器是指能提高患者的视功能，改变其活动能力的装置和设备。低视力门诊或专业康复机构的专业人员，根据视力残疾者的具体病情为其选择、验配适宜的助视器。视力残疾者通过应用一种或联合使用几种助视器便可以看到远处的景物、路标、站牌、电视、黑板上的字体等，还可以完成近处阅读、写作业、书法、绘画。

（3）助视器的使用训练：虽然助视器逐渐被视力残疾者所接受，给其生活、学习和工作带来诸多便利，但是使用时还是存在一些弊端。例如，远用望远镜式助视器视野严重缩小，头部转动时影像会高速反方向移动让人难以适应；近用光学助视器读写距离非常近，倍数越高眼与目标距离就越近，特别容易致眼疲劳和颈肩痛。因此即使选择了适合自己的助视器，视力残疾者仍然需要反复实践训练才能逐渐适应。患者在低视力门诊验配助视器和进行初步训练后，需要继续深入和强化各种环境中的训练，逐步得心应手。

（4）功能性视力的训练：功能性视力是指为了特殊目的而对视功能的使用，描述的是与视觉相关的活动中人的功能情况；对于儿童则体现在学习过程中。可以《低视力功能性视力训练图谱》为工具，配合助视器分别进行近距离和远距离功能性视力训练，以提高近距离阅读和远距离视物的能力，从而提高生活质量及增强独立生活的能力。

（5）心理康复和社会支持：对于视障患者除了进行视觉康复，同时应积极开展心理康复，对其进行心理疏导，保持其心理健康；全社会需要积极营造关爱残疾人、维护残疾人权益和尊严的社会氛围，城市公共环境建设完善残疾人无障碍设施和管理，保障残疾人的生活质量，提高其获得感。

三、助　视　器

目前视力残疾康复普遍采用的方法是助视器的使用配合低视力康复训练。助视器到底是怎样一种设备？前文已述助视器是指能提高患者的视功能，改变其活动能力的装置和设备。助视器顾名思义，与大家都熟知的助听器一样，助视器能够帮助视力残疾者更加有效地利用其残余视力，从而看到原本看不见或看不清的东西或目标，完成日常生活自理、读书和学习等行为。实际上目前尚没有任何一种助视器能够取代正常眼球的全部功能，更无法与正常视功能相比。低视力患者因生活、学习和工作有各种不同的需求，常需要一种以上不同种类的助视器。助视器对于导致视力残疾的眼病没有治疗作用，也不会引发眼病恶化。随着现代科技的飞速发展，新型助视器在给患者提供良好视力康复的同时，不断向美观、小型化、方便、舒适方向发展，为广大视力残疾者带来了福音。

助视器分为视觉性助视器和非视觉性助视器，一般我们常说的助视器主要是指视觉性助视器。视觉性助视器进一步划分为光学助视器和非光学助视器。光学助视器一般包括远用光学助视器、近用光学助视器和电子助视器等；非光学助视器主要包括照明、控制眩光、增强对比度、线性放大、阅读架等。

（一）光学助视器

光学助视器是通过光学特性来改善低视力患者视觉活动能力的装置。

1. 远用光学助视器 一般是指远用望远镜式助视器。

（1）基本结构：望远镜系统包括 2 部分，即物镜和目镜，物镜为正透镜，目镜为正透镜或负透镜。望远镜可分为 2 类，①开普勒望远镜：单筒望远镜，放大倍率为 4× ～ 8×，视野较大，目镜为正透镜，景物为倒像，需要通过三棱镜调整为正像，结构较复杂，重量较重；②伽利略望远镜：双筒望远镜，放大倍率 < 4×，目镜为负透镜，景物为正像，镜筒短，轻便易携，但视野较小。

（2）常用远用望远镜式助视器

1）单筒望远镜：包括手持望远镜、指环式望远镜和卡式望远镜，均为可调焦式望远镜，常用于观察路标、站牌和时刻表电子屏等固定目标。

2）双筒望远镜：常用眼镜式远用望远镜可以看电视和电影，学生上课看黑板，双手可自由做其他动作；头盔式远用望远镜，常用于打扑克、下棋和看计算机显示屏等中距离活动；短时使用的各种手持式双筒望远镜；此外还有特殊设计的双焦点望远镜（望远镜安装在负载镜片的上部，平时活动望远镜并不碍事，需要时患者稍微低头通过望远镜看到远处），这种装置不仅提供望远镜系统，同时保证患者可以自由活动，既能看远又能看近，灵活满足患者不同视觉需要。

（3）优缺点：远用望远镜式助视器可以将远处景物放大，改善低视力患者的远视力；视野明显变小，当头部转动时，可见目标迅速向反方向运动，让人头晕眼花很难适应，所以不能帮助视力残疾者行走和寻找目标。

2. 近用光学助视器

（1）近用眼镜式助视器：为外观与普通眼镜一样但屈光度数较大的正焦透镜，其屈光度一般为 +4 ～ +40D，主要用于阅读，是利用距离相关性放大作用来提高视力（眼镜屈光度大迫使阅读距离较近，视角增大，从而增大了视网膜影像）。具有双手能自由活动、美观、视野较大的优点，但放大倍率固定，读写距离较近。

（2）近用望远镜式助视器：基本结构是在非调焦式望远镜的目镜上套上阅读帽，通常为单眼矫正；如果患者尚具备一定的双眼单视，可选择双联式阅读帽加在双筒望远镜上，双联阅读帽双侧预加一定度数的底朝内的三棱镜，防止过度集合产生疲劳。优点为阅读距离较远，缺点为视野较小。

（3）放大镜：①手持放大镜，其优点是可以变距，价格便宜，携带方便。②立式放大镜，特点为固定工作距离，手颤者也适用。手持和立式放大镜均分为带光源和非带光源 2 种，具有占用一只手和视野较小的缺点。③灯式放大镜（也称灯式助视器）。④悬挂式放大镜等。

3. 电子助视器

（1）闭路电视（CCTV）电子助视器：帮助视功能损伤患者进行阅读、写、画以及眼手配合的动作。优点为放大倍率较高，对比度较好，阅读距离可变；缺点是携带不便，价格较昂贵。

（2）远近两用电子助视器：由一体式高清液晶电脑、远用自动对焦高清摄像头和近用摄像系统组成，方便阅读和看黑板，尤其适合学生和成人工作使用。

（3）便携式智能助视器：使用携带方便，可折叠支架设计，让其在手持式和台式产品之间灵活切换，可连接显示器、电脑，是专为视障学生学习以及成人患者工作设计研发的助视器。

（4）手持式电子助视器：国外也称为口袋式放大器或袖珍阅读器，其外观造型小巧精美、便携，屏幕根据需要有 3.5、4.3、5.0、7.0、8.0 和 10.0 英寸等多种选择。放大倍率范围较大，从数倍到数十倍不等，可调焦，具有诸如全彩、黑白或负片等多种显示模式，亮度可调，并有可开关照明灯，有的还配有可折叠手写支架，总体价格比较亲民，适合老年人使用。

（二）非光学助视器

非光学助视器是通过改善周围环境来增强视功能的各种设备或装置，可单独使用，或与光学助视器联合应用。

1. 照明　与视觉健康有着密不可分的关系，如提高和改善照明度对于近视防控、保护视力具有非常积极的意义，而控制照明在视力残疾康复中也十分重要。适宜的照明环境可以有效避免眩光和改善对比度，因此要结合患者的需求、眼病情况、工作类别和阅读字体大小等因素改善室内照明系统，从而为视力残疾者提供帮助。

目前，发光二极管（LED）照明光源因具有无频闪，不炫目，无紫外线，环保等优点而被普遍采用。照明灯光亮度要求可调，光源有半透明灯罩，使射出的光线在眼水平以下，避免光线直射或反射进入眼内引起眩光或眼部不适，甚至视力下降。不同眼病对照明的要求不同，一般黄斑病变、视神经萎缩、视网膜色素变性、病理性近视等，常需较强的照明（照度 > 500 勒克斯）；而白化病、先天性无虹膜、角膜中央部混浊、晶状体后囊下混浊等眼病患者，则需要较暗照明（照度 < 50 勒克斯）。年龄与照明关系密切。健康老年人需要的照明比青年强一些；而老年视力残疾者一般来说要比健康老年人需要更强的照明。

许多视力残疾者使用近用光学助视器阅读时，眼部距离阅读物非常近，常在 2～10cm，患者头部及读物将照明灯光线遮挡，此时利用自然照明是比较合适的选择，可让患者靠近窗户，以视功能较好眼的一侧对着窗户，这样从窗外射入的自然光强而且光线弥散，并可适当调整眼部与窗户的距离，以阅读舒适为准。

2. 控制眩光

（1）光线过滤：滤光镜片可以减少或去除紫外光和低散射光，增加视网膜成像的对比度，从而提高视力，如黄色滤光镜就是一种常用的非光学助视器。

（2）控制反射光：低视力患者阅读时可以通过阅读裂口器看目标文字，而周围的字句被遮盖而不会引起反光。

（3）防护屏眼镜、遮阳帽、变色镜（太阳镜）：这些非光学助视器均可控制光线的反射，解决眩光的影响。

3. 增强对比度　低视力门诊主要接待视力残疾患者，环境要考虑对比度，如墙壁与地面、诊桌和桌上物品对比度要强。诊室中的书刊等印刷品应有强烈的对比，如白底黑字。

4. 线性放大　当目标增大时，视网膜成像亦随之增大，二者之间成正比关系，即目标增大几倍，视网膜成像也增大几倍。例如，一些老年性白内障患者，阅读报纸大字体标题尚可辨认，而小字体正文则无法看清；经科学设计字体字号、版式开本和出版方案的大字版图书，能有效满足最佳矫正视力在 0.05 ~ 0.30 的低视力群体和少年儿童、中老年读者的阅读需要。除了大字体印刷读物，如大字号拨号键盘、可调整字体大小的电子书、通过投影放大等均属于此类。

5. 阅读架　阅读物放置其上，可调整角度，患者采取舒适的体位可较长时间阅读。

（三）助视器使用训练的原则

目前，即使再先进的助视器也无法完全替代人的眼睛，各类助视器均有缺点，视力残疾者在使用时需要不断适应和训练，才能得心应手发挥最大效能。助视器使用训练一般应遵循：先简单后复杂，训练目标先静止后运动；由易到难，最初训练先应用低倍助视器，训练用较大目标；先室内后室外实地训练；多种助视器首先使用低倍数助视器进行训练等原则。

四、非视觉性助视器——人工视觉

直到 20 世纪后期，重度视力残疾者（盲人）仍主要依靠盲杖行动以及依靠触觉来认识世界，但这些帮助显然非常局限。我国作为相对起步较晚的国家，在这方面的表现更为突出，视力残疾康复更多狭义指的是低视力康复。近年来，随着电子科技和计算机技术的广泛应用，以及生物医学工程学和仿生学等领域的不断进展，促进了人工视觉的研究，出现了各种非视觉性助视器。

人工视觉就是通过新的视觉补偿为视力残疾者建立起视觉感受。一方面盲人大多能更好地利用其他感觉（如听觉和触觉）所获得的信息来补偿丧失的视觉，即所谓间接感觉补偿；另一方面则是综合利用生物、医学、信息和材料领域的科技成果研制的植入式微电子系统，称为视觉假体。

（一）间接感觉补偿型助视器

1. 引导行走

（1）声纳眼镜：镜架上的超声脉冲发射器以一定扫描频率向前发射超声波，作用范围可达 6m。镜架上的接收器将反射波转换成声音，音调与距离成比例，帮助辨别障碍物的距离远近，从而引导视障者避开障碍物。

（2）激光手杖：手杖发射红外激光，利用光反射判断一定空间范围的障碍物或地势变化。不同距离的障碍物或低洼路面、上下台阶会发出不同的提示声音。激光杖作用范围较宽大，灵活度较高。

2. 帮助阅读

（1）视触机：专用于阅读，可直接"阅读"印刷材料，摄像头摄取印刷字体，经电子系统转换传送到 144 字键针的触盘上，手指抚触时通过字键针的起落产生字形的感觉。

（2）盲文机：将阅读材料文字以编码符号存储在磁带等介质中，需要时可将符号通过机器重现为盲文，如同在纸质盲文书籍上摸到一样。

（3）字声机：也是由摄像模块获取印刷字信息，再通过光电转换发出语音。新型一键式智能阅读器综合了模式识别、语音合成、人工智能和嵌入式系统等领域的前沿科技，只需按一个键，阅读器即可将报纸、书籍、杂志、文件等纸质文字资料转化为标准普通话语音输出，是一款专门为有纸质阅读需求的盲人群体量身定做的全自动智能阅读辅助设备。

3. 显示图像 触觉助视器是基于皮肤经过学习训练除了可以接收触觉刺激，还可以起到类似视网膜神经节细胞到外侧膝状体的信息中间传递作用的生理学实验而研发的。盲人配戴装有微型摄像头（人工眼）的眼镜架，穿着安装有电极的贴身外衣，当人工眼获取图像信号传输到电极，皮肤感觉到电极刺激补偿视觉功能。类似的还有新型可穿戴助视器，即由头部可穿戴摄像头和口含式传感器组成的助视器，将摄像头捕捉到的图像信息转换为微电脉冲信号，盲人可通过舌头上的传感器感触这些信号，判断周边物体的形状、大小和运动轨迹等信息。

（二）人工视觉系统

人工视觉系统又称视觉假体，是在盲人视觉通路的不同环节植入视觉假体，绕开受损的神经元，连接视觉通路未受损部分而人工产生视觉感知，使其获得部分视力。主要包括：视网膜前假体、视网膜下假体和视皮层假体等，各有优缺点。目前，已有研究表明，通过移植视觉假体帮助盲人恢复部分视力是可行的，但依然存在诸多难点，有待于进一步深入研究。

五、盲人定向行走

盲人作为社会中的特殊群体能够安全独立行走，是迈向融入社会的"关键一步"。因此，盲人定向行走训练也是视力残疾康复中非常重要的部分。

定向行走是盲人依靠听觉和触觉，借助盲杖等辅助工具，利用周围环境的变化来判断自己所处位置并确定行走方向的一种独立、安全的行走技能。定向行走训练的主要内容和方法包括：感觉训练、概念教学、行走前训练和行走技巧教学等。实践证明视力残疾个体通过专门的定向行走训练，掌握一定的、适用的定向行走技术，在熟悉或陌生的环境中均能实现独立、安全、有效的行走，从而走出家门、参与社会生活，提高生活质量。定向行走训练包括室内训练和室外训练，训练内容一般包括：环境辨认、定向定位、独立行走、导盲随行、盲杖使用和生活技能训练等。

盲人用盲杖在地面上轻轻地敲击以探索前面的路面情况，了解有无障碍物；并通过盲杖的物理传导作用将信息反馈，为盲人辨别方向及安全行走提供信息。因此，盲杖作为盲人独立行走必不可少的辅具，选择一根适合视力残疾个体使用的盲杖至关重要。盲杖由腕带、手柄、杖体、杖尖 4 部分构成，最适宜的盲杖长度是从地面到盲人胸骨剑突的高度。盲杖取材形形色色，其中材料以竹、木制居多，中国人自古以来喜欢用竹杖，它轻巧而富有弹性。近年来铝合金盲杖由于质量轻、强度大、承重好、有的可调节高度等特点已经普遍被人们所认可。前文提到的激光手杖和声纳眼镜等激光和超声波导盲系统在我国尚未真正普及。

六、导 盲 犬

导盲犬是一种职业犬、工作犬。导盲犬是视力残疾者的"眼睛"、忠诚朋友和心灵伴侣，它不仅可以快速且安全地引领主人躲避障碍物，还能掌握多种指令，根据主人指令完成动作及寻找目的地。导盲犬也是用来衡量一个国家的文明、发展程度及社会福利、公益事业以及社会对视力残疾者关注程度的重要指标之一。

在欧美、澳大利亚和日本等国社会普遍接纳导盲犬的社会职责，有为数众多的导盲犬为人类服务。最常见导盲犬的品种为拉布拉多、黄金猎犬、德国狼犬和贵宾犬等。在日本和韩国，导盲犬的相关知识被写进了课本。无论公交、地铁，还是商场、超市，在很多国家和地区，只要人能去的地方，导盲犬就能去。

2006 年 5 月，经中国残疾人联合会授权，中国导盲犬大连培训基地在大连医科大学正式挂牌；2007 年南京警犬研究所导盲犬培训基地开始培训导盲犬；2015 年中国导盲犬南方示范基地方兴未艾。目前，我国服役导盲犬数量不足 200 只，品种多为金毛猎犬和拉布拉多。在我国导盲犬还属于新生事物，尚未被大众完全接纳，相关法律法规也不完善，视障人士携带导盲犬出行常常遭遇上车难、住店难等尴尬。2015 年中国铁路总公司、中国残疾人联合会联合发布《视力残疾旅客携带导盲犬进站乘车若干规定（试行）》明确规定了相关手续和要求，在法律法规方面迈出积极一步。总而言之，导盲犬事业任重道远，未来既要破除法律障碍，也要通过知识普及从而破除观念障碍。

七、视力残疾的心理康复

由于健全人感知外界的信息，大约 80% 是通过视觉途径获得的。视力残疾者共性生理特征视力障碍表现为完全看不见，或仅能看见模糊的影像，视力障碍对患者的生活与社会活动影响巨大，生活质量严重下降，进而对其心理状态产生影响，常常呈现出消极的心理问题。特别是儿童患者在成长过程中更容易形成不同于健全人的特殊心理特征。产生原因一方面来自内部自身对于视障的自我接纳程度，另一方面外部社会环境也会影响视力残疾者的人格构建。因此，心理疏导对于视力残疾者生活质量的提高至关重要，其心理健康需要社会、医务工作者、患者和家属的共同努力。

视力残疾的心理康复是多维度的，包括：患者及家属打开心扉，增强积极寻求心理疏导的意识；医疗和康复机构对患者提供心理咨询，疏导不良情绪和心理障碍；家庭成员关爱理解支持和温馨的家庭氛围，可以帮助患者克服焦虑情绪；根据残余视力实际情况帮助患者适当参与集体活动，减轻孤独感，增强社会参与度；特殊教育学校应重视残疾人教育，提高残疾学生的学习能力和就业能力，培养其全面发展；努力创造条件实现视残学生普通学校随班就读，学校教育引导健全学生与残疾学生平等互助友爱地沟通交流，鼓励视残学生树立"自强、自立、自信"的精神。

全社会应关注残疾人事业，营造理解、关爱残疾人的社会氛围，消除社会的偏见，维护残疾人的自尊，完善公共无障碍环境建设和管理，为残疾人创造良好的学习、工作、生活环境，从而保障残疾人的生活质量。

第四章 视力残疾与药物损伤和营养膳食

第一节 维生素

一、维生素 A 与眼部疾病

维生素 A（vitamin A）是一类具有生物学活性的醇类化合物，具有脂溶性，是维持人体正常代谢和机能所必需的维生素。维生素 A 并不是单一的化合物，而是所有具有视黄醇生物活性的化合物的总称，包括视黄醇及其衍生物。维生素 A 具有维持视觉系统功能、维持正常细胞分化、抵抗感染、维持上皮完整性、参与红细胞生成等重要生物学作用。而其在眼部的作用主要有两个：参与暗视觉以及维持眼表上皮细胞功能。

眼干燥症（xerophthalmia）是指维生素 A 缺乏引起的眼部相关体征和症状的总称，包括结膜和角膜干燥、比托斑、角膜软化症（keratomalacia）、夜盲症（nyctalopia）和视网膜病变。

维生素 A 是维持上皮细胞功能的重要物质，对于眼睛而言，维生素 A 缺乏容易引起结膜上皮细胞鳞状化生，杯状细胞减少，泪液分泌减少，结膜干燥角化，角膜软化，甚至角膜穿孔，即角膜软化症。严重的角膜软化症不及时医治可致失明。

夜盲症是指在夜晚或光线昏暗时视觉障碍或完全视物不见，而日间视力完好无损。夜盲症的发生是由于眼睛不能迅速地适应从明到暗的变化。与夜视相关的主要细胞是视杆细胞。视杆细胞与视锥细胞是存在于视网膜上的 2 种感光细胞。视杆细胞感受弱光刺激，司暗视觉，视锥细胞感受强光刺激和颜色，司明视觉。视杆细胞外节含有感光物质，即视紫红质（rhodopsin）。维生素 A 是视紫红质的组成成分。维生素 A 缺乏，视紫红质合成障碍，视杆细胞功能缺陷，轻者暗适应时间延长，重者产生夜盲。

维生素 A 在人体不能自行合成，需从食物中摄取。β- 胡萝卜素是维生素 A 的前体物质，可在肠道转化为维生素 A，发挥生物活性。富含 β- 胡萝卜素的食物包括绿叶蔬菜、胡萝卜、红薯、南瓜等；另外，一些动物性食物，如肝脏、牛奶、蛋黄等也含有丰富的维生素 A。

维生素 A 缺乏的原因包括维生素 A 摄入不足以及维生素 A 代谢或存储缺陷。维生素 A 摄入不足在贫困地区更为常见，主要见于婴幼儿。

婴儿的膳食结构比较单一，主要食物为乳汁，营养均衡健康的母亲母乳中维生素 A 含量丰富，足够婴儿日常所需，但因母乳中营养成分因人而异，如若母亲维生素 A 缺乏，婴儿摄入也很有可能不足。婴儿配方奶粉中均添加维生素 A，但奶粉保存、冲调过程中可能造成维生素 A 流失。另外，喂养不当、吸收不良、消化系统疾病、消耗性疾病等，都可能导致维生素 A 缺乏。婴儿可额外补充维生素 A 制剂以预防维生素 A 缺乏。一旦出现维生素 A 缺乏，应寻找并积极纠正、治疗病因，补充维生素 A 制剂。在补充维生素 A 的同时应注意避免过量摄入。过量摄入维生素 A 可引发蓄积中毒而出现颅内压增高、嗜睡、呕吐等表现。

一般情况下，通过均衡膳食，人体能够摄取足够的维生素 A。一旦由于某种原因导致维生素 A 缺乏，应积极治疗原发疾病，并在补充富含维生素 A 食物的基础上，摄入维生素 A 制剂。

二、维生素 B_1 与眼部疾病

维生素 B_1（vitamin B_1）也称硫胺素，是一种水溶性化合物，属 B 族维生素。主要生理功能是维持神经的正常活动。当维生素 B_1 缺乏时，糖在组织内的氧化代谢障碍，引起神经组织的供能减少，导致神经组织功能和结构的改变；糖代谢障碍时，其中间产物在组织内蓄积，产生神经毒性，影响神经的正常传导。另外，维生素 B_1 的缺乏还能够造成硫酸戊糖代谢障碍，影响磷脂类的合成，使周围和中枢神经组织出现脱髓鞘和轴索变性样改变。

维生素 B_1 缺乏时可引起视神经炎。视神经炎是指视神经的炎性脱髓鞘、感染、非特异性炎症等疾病。其中，脱髓鞘是其较常见的病因。视神经炎是一种严重的致盲性眼病，会损伤视神经传导功能，导致视力下降甚至失明。其他的视神经病变，如缺血性视神经病变、视神经挫伤、青光眼致视神经萎缩、糖尿病性视神经病变等，使视神经传导功能受损，导致视力下降甚至失明。维生素 B_1 有利于视神经功能的恢复。

人体不能自行合成维生素 B_1，需从食物中摄取以维持机体的正常代谢。维生素 B_1 主要存在于粮谷类、豆类、硬果、动物内脏、蔬菜等中。其在植物果实或种子的外皮及茎芽中含量较为丰富，如果加工过于精细，谷物外皮及茎芽被去掉，维生素 B_1 会大量丢失。另外，由于维生素 B_1 属水溶性化合物，易溶于水，在食物清洗中易流失。因此，不建议将食物加工过细，尽量多吃粗粮及新鲜食物。

维生素 B_1 缺乏引起视神经病变导致视力损伤，除改善饮食方式，食补维生素 B_1 外，还应在治疗原发病的基础上，口服维生素 B_1 制剂治疗。有研究表明，维生素 B_1 和维生素 B_{12} 联用能够有效改善视神经炎患者的视神经功能。视神经严重损伤造成的视功能损伤患者适当补充维生素 B_1，会显著改善视觉。维生素 B_1 能够抑制青光眼视神经病变的发生、发展。

三、维生素 B_2 与眼部疾病

维生素 B_2（vitamin B_2），也称核黄素，是一种水溶性维生素，微溶于水，属 B 族维生素。维生素 B_2 的生理功能是作为辅酶参与氧化还原反应，参与糖、脂、

蛋白质的代谢。

维生素 B_2 缺乏会影响人体的氧化代谢过程，导致黏膜代谢失调，产生炎症。眼部表现为结膜炎，早期症状为畏光、流泪、眼部烧灼感、刺痛感、视物模糊等。部分患者会形成角膜血管翳，严重者血管翳侵入整个角膜，导致角膜结膜化，严重影响视功能，甚至失明。

人体内储存的维生素 B_2 有限，需要从食物中摄取。维生素 B_2 广泛存在于各类食物中，动物性食物中维生素 B_2 的含量高于植物性食物，如各种动物的肝脏、肾脏、心脏、蛋黄及鳝鱼、奶类等。

由于维生素 B_2 具有在光照下及碱性溶液中易分解的特性，不当的烹调方式容易导致食物中的维生素 B_2 流失。另外，一些消化系统疾病引起的摄入不足、酗酒等原因，也可导致维生素 B_2 的缺乏。

当出现维生素 B_2 缺乏症状时，应均衡饮食、采用正确的烹调方式、戒酒、治疗原发病，同时补充维生素 B_2 制剂。

第二节 药 物

一、糖皮质激素类药物

糖皮质激素是机体内极为重要的一类调节分子，对机体的生长、发育、代谢以及免疫功能等起着重要调节作用，是机体应激反应最重要的调节激素，具有抗炎、抗过敏、抗休克、非特异性抑制免疫反应及退热等多种作用，是临床上使用最为广泛而有效的抗炎和免疫抑制剂。

1. 临床常见的糖皮质激素 临床常见的糖皮质激素类药物有泼尼松、甲泼尼龙、倍他米松、丙酸倍氯米松、泼尼松龙、氢化可的松、地塞米松等。

2. 糖皮质激素的临床应用 治疗原发性或继发性（垂体性）肾上腺皮质功能减退症；治疗各种过敏反应性疾病，如血管性水肿、急性荨麻疹、接触性皮炎、血清病、过敏性休克、严重输血反应、血小板减少性紫癜、重症支气管哮喘等；还可用于多种风湿免疫病，以控制炎症。

3. 糖皮质激素的眼科应用

（1）过敏性结膜炎：严重的过敏性结膜炎使用其他药物治疗无效时才考虑使用糖皮质激素，且使用时间不宜太长，以免引起白内障、青光眼、病毒感染、真菌感染及角膜上皮愈合延迟等并发症。常用的有地塞米松滴眼液、醋酸泼尼松龙滴眼液及氟米龙等。

（2）角膜炎：可用于过敏性角膜炎、角膜基质炎的治疗。细菌性角膜炎急性期、真菌性角膜炎禁用糖皮质激素。

（3）巩膜炎：可于眼部或者全身应用糖皮质激素。

（4）虹膜炎、葡萄膜炎：眼部和（或）全身应用糖皮质激素，严重病例者可合并使用免疫抑制剂治疗。

（5）视神经炎：急性病例早期宜尽快控制炎症反应，为避免视神经纤维损害，对视力严重受累患者需应用大剂量冲击治疗，加速视力恢复、降低复发概率。

（6）感染性眼内炎：在保障抗感染治疗前提下，应用糖皮质激素及阿托品滴眼液，可减轻色素膜的炎症反应，使瞳孔散大、防止粘连，利于下一步感染眼的观察和治疗。手术时玻璃体腔内联合使用糖皮质激素有助于改善预后。

（7）眼眶病。

1）甲状腺相关眼病：糖皮质激素主要适用于活动期、中重度甲状腺相关眼病的患者，对于轻度突眼以及非活动性突眼，并不需要使用或者使用的效果甚微。治疗的目的：减轻眶内炎症反应，缩短病程。但不是所有患者都对其敏感。

2）眼眶炎性假瘤：全身糖皮质激素治疗可使病情明显缓解，也可以采用病变局部注射疗法。

4. 糖皮质激素不良反应 糖皮质激素长期使用的不良反应不容忽视。常见的不良反应包括：

（1）水、盐、糖、蛋白质及脂肪代谢紊乱：表现为向心性肥胖（库欣综合征），出现满月脸、水牛背、痤疮、多毛，高血钠和低血钾、高血压、水肿，高血脂、高血糖或使糖尿病病情加重，肾上腺皮质功能减退甚至萎缩，闭经，肌肉消瘦、无力，骨质疏松、股骨头坏死等。

（2）减弱机体抵抗力，诱发或加重感染。

（3）阻碍组织修复，延缓组织愈合。

（4）抑制儿童生长发育。

（5）长期大量应用可引起的不良反应还包括消化系统并发症、诱发精神失常、诱发癫痫发作、青光眼、肌肉萎缩，孕妇偶可致畸等。

5. 糖皮质激素眼部并发症

（1）激素性白内障：全身或局部使用糖皮质激素可导致晶状体后囊下混浊，称为糖皮质激素性白内障，病灶局限于晶状体后囊膜下（图4-1）。无论是全身使用、局部使用还是经呼吸道吸入，均可诱发白内障。应用糖皮质激素疗程越长，剂量越大，白内障程度越重。不同个体甚至同一个体的双眼发生激素性白内障的发生时间、临床特征均有差别。激素性白内障影响视功能者可手术治疗。

（2）激素性青光眼：长期局部或全身使用糖皮质激素可引起继发性青光眼。不同个体对糖皮质激素的敏感性存在一定的差异。患者眼压升高缓慢而不易察觉，容

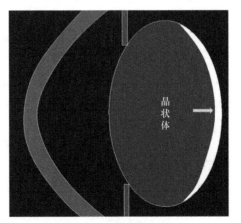

图4-1 激素性白内障
晶状体后囊下混浊（箭头所示）

易漏诊或误诊。眼压升高的程度与局部滴糖皮质激素的浓度、频度以及用药时间有关。临床表现与开角型青光眼相似。多数病例停药后眼压可逐渐恢复正常，少数患者停药后眼压仍持续升高。临床上普遍存在糖皮质激素滴眼液使用不当或滥用的情况，不应让患者长期使用，应警惕并发症的发生，定期复查及监测眼压的变化。

（3）其他：糖皮质激素的副作用除引起眼压升高、并发白内障外，还可降低局部抵抗力，引起或加重真菌性角膜炎和单纯疱疹性角膜炎等。

6. 糖皮质激素并发症的预防

（1）医师及患者需谨慎使用糖皮质激素类药物，如对某些普通外眼病（沙眼、结膜炎、翼状胬肉、戴角膜接触镜的眼部不适等），医师不要轻易开糖皮质激素处方，患者亦不应未经医师许可而自购糖皮质激素使用。

（2）对需要应用糖皮质激素者，医师应事先提醒患者有眼压升高的危险性，不宜长期或自购使用。

（3）对需长期应用者（超过2周），用药前应测量患者的基础眼压，并仔细检查视盘情况，以排除青光眼的存在，用药期间应定期监测眼压变化。

（4）对糖皮质激素呈高敏反应而又必须应用者，可改用低浓度、效力弱、角膜渗透性较差的药物或选用非甾体抗炎药。

（5）加强对糖皮质激素类药品的管理，尤其是局部应用的糖皮质激素滴眼液应列为处方药，严加监控。

二、羟 氯 喹

氯喹和羟氯喹是4-氨基喹诺酮类的抗疟药，自1951年Page的报告发表后，抗疟药在皮肤及结缔组织病中的应用开始被人们认识。目前，临床上应用较普遍的就是氯喹和羟氯喹。硫酸羟氯喹是风湿免疫性疾病的常用药物。该药的主要作用机制是通过抑制抗原呈递、抑制Toll样受体的活性等发挥免疫抑制作用；该药还有光线滤过、减轻炎症反应和减少血栓形成等作用。目前已作为系统性红斑狼疮的一线基础用药和类风湿关节炎治疗中改善病情的主要抗风湿药。因其免疫抑制和抗炎作用，也可应用于适应证以外的一些自身免疫性疾病，如干燥综合征、成人斯蒂尔病等。

1. 羟氯喹不良反应

（1）眼部：睫状体调节障碍，视物模糊，黄斑水肿，视网膜萎缩、异常色素沉着，视野缺损等。

（2）中枢神经系统：兴奋、头痛、头昏、耳鸣、眩晕、倦怠、睡眠障碍、情绪改变等。

（3）神经肌肉：眼外肌麻痹、骨骼肌软弱。

（4）皮肤：皮肤瘙痒、紫癜、脱毛、毛发变白、皮损湿疹和剥脱性皮炎、牛皮癣。

（5）胃肠道：食欲减退、恶心呕吐、腹泻、腹部痉挛、肝功能异常。

（6）其他：过敏反应等；血液系统不良反应罕见，如白细胞减少、贫血、血小板减少。绝大多数的不良反应可自行缓解或于减量后消失；对少数患者可引起心律失常，甚至威胁生命。

（7）抗疟药的不良反应与每日的应用剂量有关，小剂量（0.5g）与大剂量（>0.5g）比较，疗效无明显下降而不良反应明显减少。

2. 羟氯喹眼毒性　羟氯喹不良反应中最重要的是对视觉的影响，可发生视网膜色素沉着变化和视野缺损，该不良反应发生率低，美国研究显示，30年间按推荐剂量服用，只有4例的视网膜病变与羟氯喹有关，提示羟氯喹具有良好的眼部安全性。羟氯喹所致视网膜病变的文献分析，共有5210例患者纳入研究，其中25例患者有视网膜病变，发病率为0.48%。也有文献提出，长期使用低剂量的羟氯喹在眼科方面是安全的，在维持最高剂量400mg/日时，即使服了大量累积量，毒性反应也罕有发生，表明羟氯喹（200～400mg/日）具有较好的眼部安全性。新的资料显示，羟氯喹使用5～7年或累积使用1000g，眼毒性有上升趋势。

3. 羟氯喹对视力的影响

（1）睫状体：调节障碍，伴视物模糊的症状。该反应有剂量相关性，停药后可逆转。

（2）角膜病变：角膜变化的报道包括角膜水肿和混浊，可伴或不伴有的症状：视物模糊，在光线周围出现光晕、畏光，停药后逆转。在角膜上皮细胞有高浓度的药物蓄积，角膜沉着可能早在开始治疗后3周即已出现。羟氯喹导致的角膜改变及视觉障碍的发病率比氯喹低。

（3）眼底改变：包括黄斑水肿、萎缩，异常色素沉着，中心凹反射消失，在黄斑、黄斑旁及周围视网膜区对红光的视网膜阈值提高。其他眼底改变，包括视盘苍白和萎缩，视网膜小动脉变细，视网膜周围细颗粒状色素紊乱以及晚期出现脉络膜病变。

4. 羟氯喹眼部并发症的预防　羟氯喹所致的视网膜病的预后是严重的，早期停药可改善，如进一步发展，即使停用也有加重的危险。因此在服用羟氯喹治疗之前，应先进行眼部详细检查，排除原有病变，对于已经应用羟氯喹的患者，特别是60岁以上患者，应定期眼科检查，以尽早发现眼部并发症，减少视功能损害。

三、孕　期　用　药

1. 孕期用药注意事项　胚胎期眼的发育是在怀孕后20～40天，在此期间，如果孕妇不幸感染病毒（如风疹等）、患有感冒、受到化学物质的影响、应用保胎药等，有可能影响胎儿眼发育，可引起眼畸形，所以，医师应提醒孕早期的准妈妈，要注意避免病毒感染，不要接触、使用化学物质；用药前，一定要询问患者是否已怀孕，切不可随意用药。

2. 孕期抗菌药物的选择　妊娠期妇女如患感染性疾病，使用抗菌药物时要考虑其对妊娠期妇女及胎儿的影响，在临床诊断的基础上慎用抗菌药物。应该尽量选用抗菌作用较强、不良反应较少的抗生素。目前认为对母婴都比较安全的抗生素有青霉素、头孢菌素类和红霉素。

3. 孕期需要特别注意的药物　在妊娠期，要注意氨基糖苷类抗生素可导致胎儿永久性耳聋；妊娠5个月后用四环素可使婴儿牙齿黄染，牙釉质发育不全，骨生长障碍；噻嗪类利尿药可引起胎儿电解质紊乱；氯喹类有可能引起胎儿视神经损害、智力障碍和惊厥；长期应用氯丙嗪可引起婴儿视网膜病变；抗甲状腺药可影响胎儿甲状腺功能，导致死胎、先天性甲状腺功能低下或胎儿甲状腺肿大，甚至压迫呼吸道引起窒息；孕妇摄入过量维生素D可导致新生儿血钙过高、智力障碍，肾或肺小动脉狭窄及高血压；妊娠期维生素A缺乏可引起新生儿白内障；分娩前应用氯霉素可引起新生儿循环障碍和灰婴综合征；妊娠晚期服用阿司匹林可引起过期妊娠、产程延长和产后出血，而服用对乙酰氨基酚则无不良影响，故孕妇需用解热镇痛药时，可选用对乙酰氨基酚，而不用阿司匹林。喹诺酮类药物绝对禁用于围产期妇女。

4. 孕期滴眼液的选择　孕妇在整个孕期可能出现眼睛疲劳、感染等情况。孕妇处于特殊时期，滴眼液的浓度虽然低，但是也有可能通过母体对胎儿的健康产生一定的影响，对于谨慎使用的药物，眼科医师应嘱咐患者不要自行尝试。滴眼液的使用说明书都会有所标注，有些滴眼液孕妇是慎用的，有些是孕妇禁用的，应遵循药物的说明书，谨慎使用。如果是非用不可，一定要在医师的密切监督下使用，选择孕妇可以谨慎使用的药物。

5. 滴眼液常见危害

（1）由于滴眼液中大多含有防腐剂，会使眼结膜杯状细胞发生损伤。如结膜杯状细胞受损，会出现眼红、干涩或疼痛等干眼症状，会导致越使用滴眼液，眼睛越不适。

（2）孕期如果应用的滴眼液中含有氯霉素、四环素等物质，会影响胎儿发育健康，甚至导致胎儿畸形、流产。

6. 孕妇不能使用的滴眼液

（1）氯霉素滴眼液：虽是局部用药，但因氯霉素具有严重的骨髓抑制作用，孕妇使用后可能导致新生儿出现严重不良反应，故孕妇及哺乳期妇女宜慎用。

（2）四环素：是导致胎儿流产、畸形的重要因素，建议慎用，而红霉素相对比较安全。

在滴眼液的说明书里面一般标注有孕妇或者哺乳期妇女慎用、禁用，滴眼液虽然是浓度很低的药剂，但是仍然存在影响到胎儿发育的可能，所以建议孕妇最好不要使用滴眼液。但是有些情况是非用药不可的，孕妇也是比较习惯使用滴眼液，这个时候需要明确哪些是孕妇不能用的，哪些是可以使用的，这样才会把危险降到最低。

7. 孕妇使用滴眼液的注意事项　孕妇用药需非常谨慎，对有眼睛疾病的孕妇，医师应开立安全药物，尤其是孕前就有眼疾者，如青光眼患者怀孕后，应由青光眼专科医师指导，更换安全性高的滴眼液，以免影响胎儿。一切用药都应在医师指导下进行，同时应选择对胎儿危害较小的药物。嘱孕妇在使用滴眼液时，按压泪小点至鼻子之间，持续 1～3 分钟，能减少滴眼液进入鼻腔，从而减少全身吸收。

第三节　烟酒与眼病

一、假酒与眼损伤

1. 假酒的定义　目前市场上销售的假酒主要包括 2 类：一类是用工业酒精勾兑成食用白酒售卖，其销售地点多为农村；另一类是某些酒厂为提高销售业绩仿冒名酒，该类假酒多销往大城市或城镇地区。其中，工业酒精对人体健康危害较大，工业酒精中的主要成分为甲醇，甲醇是剧毒物质，尤其对视力及神经系统产生损伤，导致失明甚至生命危险。正常酒和饮料中含有微量甲醇（国家标准为＜0.04g/100ml），其中毒严重程度主要与摄入甲醇量有关，人体摄入甲醇 5～10g 可致严重中毒，15g 以上可致失明，30～60g 则有生命危险。

甲醇价格低廉、来源广泛，且其化学性质、物理性质，尤其是气味、滋味、比重等和乙醇极其相似，因此仅凭感官鉴别难以区分，时常被一些不法分子用于制造假酒，引起群体性中毒事件并造成恶劣的社会影响。

2. 甲醇对身体的毒害作用　甲醇因具有挥发性，可经呼吸道吸入、皮肤接触、消化道吸收进入人体，进而引起中毒反应。嗅挥发性甲醇成瘾者与制作固体酒精者，均为反复多次吸入甲醇蒸气后出现严重中毒症状，主要因为甲醇达到中毒剂量是体内甲醇及其代谢产物慢性蓄积的过程，有报道称只有当血液中甲醇浓度 > 1.56mmol/L 时才引发中毒症状。单独一次性接触甲醇蒸气尚不能达到该浓度，所以一般不会出现持续性严重中毒症状，也不会导致明显的视功能损伤。而经消化道摄入中毒剂量的甲醇，会诱发出现急性甲醇中毒性视力损害。由于多数患者不会意识到饮用假酒这一事实，临床诊断和治疗往往不够及时和准确，甚至漏诊，以至于造成极其严重的后果。

甲醇吸收入血后，随血流迅速分布于人体组织和器官中，通常各组织甲醇含量与其含水量成正比。肝、肾、胃肠道、房水、玻璃体、脑脊液、血液中因含水量丰富，因此其甲醇含量较高，而脑、肌肉、脂肪组织等含水量较低的组织器官中甲醇含量较低。因此，对于甲醇中毒者以视力障碍和神经系统症状较为突出，严重者甚至死亡，并且即使经过及时抢救与治疗，视力障碍也通常难以完全恢复。

甲醇中毒后打破了自由基与抗氧化系统以及蛋白质水解与蛋白质水解抑制系统的平衡，并引起这两个系统之间的相互作用。最终这种平衡的紊乱引起组织细胞功能的改变，诱发细胞凋亡等生物学反应。

3. 甲醇中毒的眼部症状 甲醇中毒后眼部症状包括视物模糊、畏光、视野缺损、瞳孔散大固定、视网膜水肿、黄斑充血，血管变细、迂曲，视野损害及视觉诱发电位异常、失明及视神经萎缩，其中约25%的患者视力不可恢复。急性消化道性甲醇中毒性视神经病变病情较急，发展较快，如及时就诊接受治疗，视功能有不同程度的恢复。慢性消化道性甲醇中毒较为少见，其视功能损害相对轻。甲醇吸入性中毒患者的眼底表现多为视盘大致正常或苍白（图4-2），提示视神经球后损伤同时伴随有视神经萎缩发生，此类患者视力渐进性下降，多数视力预后不佳。

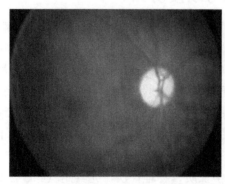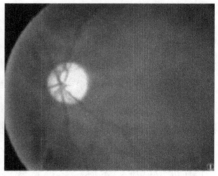

图4-2　长期吸入甲醇后引发视神经萎缩性改变，表现为双眼视盘边界清、色略淡

4. 甲醇中毒视力损伤的机制 甲醇对眼部神经组织有较强的选择性亲和作用，尤其是视网膜神经节细胞。甲醇诱发的视神经损害多为双眼发病，损伤部位可不对称。1～2个月后常会出现视神经萎缩，视力损伤不可逆。甲醇的代谢主要发生在细胞内线粒体及微粒体，伴随有大量电子转移、自由基生成，干扰正常线粒体内活性ATP的产生，组织细胞缺氧发生凋亡及退行性改变，诱发视神经少突胶质细胞和星形细胞肿胀髓鞘脱失，表现为视神经水肿的发生，筛板后区视神经受压，神经细胞轴质流淤滞，导致视神经不可逆性中毒性改变。

5. 甲醇中毒诊断及分级标准 根据《GBZ 53—2017 职业性急性甲醇中毒的诊断》标准，可通过患者临床表现及相应客观检查结果对甲醇中毒程度进行分类。

（1）轻度中毒：具备以下任何一项者，可诊断为轻度中毒，①轻度意识障碍；②视盘充血、视盘视网膜水肿或视野检查有中心或旁中心暗点；③轻度代谢性酸中毒；④图形视觉诱发电位（P-VEP）异常。

（2）重度中毒：具备以下任何一项者，可诊断为重度中毒，①重度意识障碍；②视力急剧下降，甚至失明或视神经萎缩；③严重代谢性酸中毒；④伴有闪光视觉诱发电位（F-VEP）异常。

6. 甲醇中毒的眼部及全身检查

（1）眼部检查：①视网膜电图，作为视网膜功能的客观检测方法之一，在临床上被广泛作为视网膜疾病与视网膜损伤的诊断和治疗依据；②视觉诱发电位，是检测视神经功能的重要手段，主要表现为潜伏期延长、振幅降低等；③基本眼科视力检查、验光、眼底检查等。

（2）全身检查：血液甲醇和甲酸测定；血气分析；血、尿常规检查，肝肾功能，血清电解质和淀粉酶测定；心电图、头颅 CT 检查等。

7. 甲醇中毒后处理

（1）阻断接触：患者需立即脱离甲醇现场，去污，口服过量甲醇者需彻底洗胃。

（2）给予适当的支持治疗和对症治疗。眼部损害为主者予激素冲击治疗控制神经水肿，而后口服序贯治疗，给予辅助大量 B 族维生素支持治疗。最大限度挽救生命和视力。

（3）给予碳酸氢钠注射液静脉滴注，纠正酸中毒。

（4）血液或腹膜透析清除已吸收的甲醇及其代谢产物。其治疗指征为：①血液甲醇＞ 15.60mmol/L 或甲酸＞ 4.34mmol/L；②严重代谢性酸中毒；③视力严重障碍或视盘视网膜水肿。

（5）治疗前后每周以视野、视觉诱发电位作为观察疗效，调整药物的客观指标，治疗时间＞ 1 个月。治疗当中，每日观察视力、瞳孔的变化，一旦视力提高、瞳孔对光反射恢复，则说明病情好转或恢复、治愈。

8. 甲醇中毒的预防

（1）鼓励大家购买正规厂家生产的酒精饮品，避免购买无正规生产证明的假冒伪劣酒水。

（2）长期接触工业甲醇的人员需做好密切防护工作，并定期到医院进行眼部及血液甲醇浓度检测等相关检查。

（3）急性甲醇中毒者需尽快就近就医。

二、吸烟与眼损伤

1. 吸烟的社会危害性　吸烟是世界各国所面临的较严峻的公共卫生问题之一，不仅使吸烟人群自身健康受到危害，而且会严重危害到被动吸烟人群的身心健康。根据 WHO 的统计，当前全球每年直接或间接死于烟草的人口达 300 万之多，预测到 2025 年这一数量将会迅速增加到 1000 万，其中大约 700 万将会发生在发展中国家。截至 2020 年，全球烟民数量为 12 亿人，我国烟民约有 3 亿人，15 岁以上人群吸烟率达 26.6%，其中男性占绝大多数，是全球吸烟率较高的国家之一。此外，还有 7.4 亿非吸烟者遭受二手烟的危害。

2. 烟草中常见有害物质　研究发现，烟草烟雾中含有数百种有害成分，至少 69 种致癌物，尼古丁是导致吸烟成瘾的主要物质。长期吸入烟草烟雾会严重危害健康，偶尔吸入少量烟草烟雾亦会对人体造成危害。其主要有毒物质如下：①烟草种植过程中残留毒药，可以通过吸入形式进入人体；②烟草属于易于累积重金属的植物，烟草中的 As、Cd、Cr、Pb、Ni、Cu、Hg 等元素能以气溶胶或金属氧化物的形式通过烟气进入人体，在形成累积后给人体造成伤害；③最有影响的是烟草中的烟叶和烟气中的一些有害成分，特别是烟草特有的致癌性物质亚硝胺（TSNA）及苯并芘等强致癌物质。此外烟气中的一氧化碳、尼古丁也能造成血管内皮损伤、呼吸功能损伤，进而诱发严重的心肺疾病，危害健康。

3. 吸烟对人体的危害　吸烟对机体的危害几乎涵盖了人体所有的器官组织。较为常见的如下：①烟草有毒物质破坏血管内皮细胞，增加心肌耗氧量，并且能够加重血管动脉硬化的发生，从而诱发心肌梗死及脑梗死等严重心脑血管病变。②烟雾持续刺激以及其中的有害物质诱发呼吸道黏膜细胞炎症的发生，降低其对细菌、PM2.5 等致病颗粒的吞噬能力，同时伴随有纤毛运动减弱，为各种病原体的入侵提供有利条件，导致弥漫性肺泡组织纤维化，最终引发肺气肿。长期肺部缺氧诱发肺内循环压力升高，进而加重心脏负担，最终增加肺源性心脏病发病概率。③已经有确凿的证据证明吸烟可以导致肺癌。除此之外，吸烟能增加胃癌、食管癌的风险性，增加女性患乳腺癌、宫颈癌的风险，亦可能导致口腔癌、喉癌等。④其他：吸烟可能导致多种呼吸系统疾病，可能导致多种生殖及发育异常，损伤人体性与生殖功能。妊娠期妇女吸烟可能导致胎儿发育异常，增加婴儿猝死综合征的发病风险。吸烟还可能导致牙周炎、白内障、皮肤老化、老年痴呆、消化道溃疡等疾病。

4. 烟草中有害物质对人体的影响

（1）一氧化碳可结合红细胞中的血红蛋白，减少红细胞携氧量。

（2）尼古丁、一氧化碳等物质，能改变微小血管的舒缩功能、降低血氧含量，并可能形成动脉粥样硬化及血栓。

（3）吸烟过程中可产生多种氧化剂，消耗血浆及组织中的抗氧化物质。

（4）尼古丁可抑制机体的免疫系统，影响机体的组织修复。

（5）致癌性介质，如苯类能影响、调控基因的表达。

5. 吸烟对眼睛的危害　烟草有害物质主要通过血液循环途径诱发视网膜、视神经、晶状体及眼表等部位的病变，主要为眼底病变、白内障、青光眼、免疫性眼病、烟中毒性视神经病变等眼部常见疾病。

（1）眼底病变：①吸烟可以破坏视网膜及脉络膜血供系统，影响其组织代谢，从而诱发视网膜血管阻塞性疾病的发生（图 4-3）。烟草中的缩血管物质（尼古丁、一氧化碳等）可减少视网膜的血流量、增厚微动脉壁，引起视网膜组织的缺血缺氧。这一病理改变可引起视网膜血管阻塞性疾病（视网膜动脉阻塞、视网膜静脉阻塞、缺血性视神经病变）患病率的增加，加重糖尿病视网膜疾病的程度。

其中，视网膜中央动脉阻塞可导致视力急剧下降至光感或者无光感，且该损伤完全不可逆。②吸烟是老年性黄斑变性（AMD）发生发展的重要危险因素。机制可能包括：促进视网膜色素上皮层及 Bruch 膜沉积物的增厚，造成氧化损伤；尼古丁可打乱眼部促血管与抗血管生成系统的平衡，促使脉络膜新生血管生成；吸烟能致补体因子 H 基因（*Y402H*）突变，减少血浆中补体因子 H 的水平，从而减少对视网膜代谢产物的吞噬；激活视网膜中磷脂酶 A2 并生成花生四烯酸，促进炎症反应；减少脉络膜血流量，促进黄斑区退行性病变的发生。AMD 患者多表现为视力下降、中心暗点、视物变形等，均严重影响患者生活质量，并且增加其治疗负担。

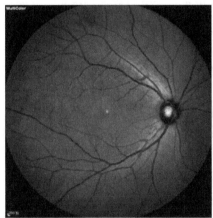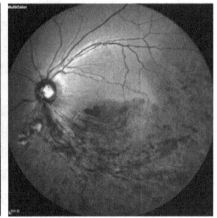

图 4-3 与吸烟相关的视网膜静脉阻塞

（2）老年性白内障：是一种发病率较高的致盲性眼病，虽然白内障手术治疗后视力恢复效果较其他眼病均佳，但在偏远山区其仍为首位致盲性眼病。除年龄外，吸烟是其重要的发病因素。目前认为，吸烟主要与核性及后囊下性白内障的发生有关，其严重程度与吸烟年限及数量密切相关。研究表明，吸烟诱导的氧化性损伤与所释放的自由基、一氧化氮、尼古丁等物质有关，后者可提高晶状体的氧化应激水平，并干扰晶状体的代谢功能。此外，吸烟引起的铁质金属在组织中的蓄积，直接诱导细胞外基质的重构及细胞毒性，加重对晶状体损伤，诱发白内障发生（图4-4）。

（3）青光眼：是另一较难控制的

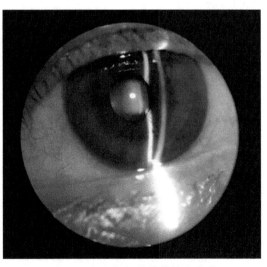

图 4-4 与吸烟相关的核性白内障

致盲性眼病。吸烟可引起眼压升高，在青光眼患者中尤为明显。吸烟参与开角型青光眼发病的机制可能为吸入的尼古丁改变眼动脉血流，引起浅层巩膜血管收缩，抑制房水的排出，升高眼压。此外，慢性吸烟引起脉络膜厚度的增加，会出现巩膜静脉压的上升，使房水流出压力增加，眼压升高。最终导致严重的视神经压迫，使视神经纤维层变薄及相应视野缺损。

（4）免疫性眼病：①葡萄膜炎：吸烟所含的有毒物质能直接损害机体诱发炎症，减弱抗炎药物的作用，影响机体的免疫应答反应。加重葡萄膜炎的病情及复发频率，此外葡萄膜炎并发白内障及黄斑水肿的概率也相应增加。②格雷夫斯（Graves）眼病：是一种常见的自身免疫性眼病，发病主要与甲状腺功能异常有关。该病的病理改变主要为炎症、葡糖氨基葡聚糖增多及眶脂肪的堆积，其发生与炎症细胞因子释放密切相关。吸烟直接影响格雷夫斯眼病进程：体内葡糖氨基葡聚糖释放增加，促使成纤维细胞生成脂质；促进单核细胞分泌炎症细胞因子参与炎症反应；产生超氧化物自由基，促进眼眶成纤维细胞增殖，加重纤维化等，严重影响眼部外观及视力。

（5）烟中毒性视神经病变：长期大量吸烟的人，会出现双眼视物模糊、颜色难辨、视野缺损等症状，严重者还引起视神经萎缩而导致失明。这是因为烟草点燃后的挥发物中含有氰化物。当身体解毒功能发生障碍时便会发生中毒。特别是在吸烟者消化系统功能减退，体内维生素 B_{12} 不足时。

（6）眼表疾病：表现为眼干燥症、角膜干燥、视觉减退或慢性结膜炎等多种症状。其主要原因是烟草中的多种毒素对眼睛的微组织和结构有较强的刺激、侵蚀和破坏作用。①吸烟散发的烟雾可直接刺激眼睛表面，使毒素在眼睛结膜上黏附；②吸入鼻腔的烟雾和毒素可顺着鼻泪管逆行进入眼部造成损害；③这些烟毒还会不断刺激、侵蚀眼睛原有的病灶，促使眼疾进一步发展，导致更为严重的眼病。

（7）影响儿童屈光发育：环境因素被认为是影响近视进展的主要因素之一。主要与激活多巴胺、视黄酸及乙酰胆碱等受体调控眼球的发育，进而影响屈光度数的进展有关。新近的观点认为，父母吸烟也可对子女屈光发育产生影响，主要是呈反向影响，表现为父母吸烟越多，子女近视度数越大，可能与尼古丁等物质激活乙酰胆碱受体进而调控眼球屈光发育有关。